イラストでみる
リンパ浮腫の予防と治療
自己管理と外来での治療を中心に

平井　正文 編著

へるす出版

はじめに

　上肢のリンパ浮腫では98％が乳がん，下肢リンパ浮腫では91％が子宮がん・卵巣がんや前立腺がんなどのがんの手術後に起こります。また，乳がん，子宮がんの手術を受けた人の15～30％前後の人にリンパ浮腫が発生するといわれています。

　つまり，リンパ浮腫はがん治療の大きな後遺症といえます。このため，平成20年の診療報酬改定で，リンパ浮腫の予防に対する周術期指導料と，治療に対する弾性ストッキング・スリーブが療養費払いとして保険認可になりました。

　このことはリンパ浮腫診療の一歩前進といえますが，逆の見方をすればがんの治療をしている病院はすべてリンパ浮腫への対応を考えなければならない時代になったといえます。

　がん治療を行っている病院でリンパ浮腫の治療が可能になれば，患者さんにとっては大きな福音です。手術を受けた施設でリンパ浮腫の治療が受けられることになり，またリンパ浮腫が早期に発見され早くから適切な治療が受けられるからです。もちろん，重症のリンパ浮腫はリンパ浮腫治療の専門医に紹介されるわけですので，あくまで一般病院が行うリンパ浮腫治療は比較的初期の通院治療ということになります。

　リンパ浮腫の通院治療では，スキンケアや運動を含む患者さんへの日常生活指導，弾性ストッキング・スリーブの着用およびリンパ誘導マッサージ指導の3つが大切ですが，患者さん自らが行うセルフケアが中心になります。

　そのため，患者さんへの正しい指導と疑問に答えられる知識と技術が要求されることになりますが，がん治療を行っている病院でリンパ浮腫治療が行われるためには，スタッフ自身，とくにリンパ浮腫の治療を中心的に担っている看護師，理学療法士などのセラピストの人たちの勉強と技術の習得がきわめて大切になってきます。

現在まで，いくつかのリンパ浮腫に関する著書が発刊されています。

その大部分は内容もしっかりしていますが，いずれもリンパ浮腫の予防や治療のすべてを総花的に網羅した書籍であり，焦点がリンパ浮腫の初期治療・通院治療に絞られているわけではありません。また，実際にリンパ浮腫の治療を行うセラピストが対象でもありません。

その意味で，一般病院のスタッフに絞った内容で，リンパ浮腫の予防と通院治療を解説する書籍が必要と感じておりました。また，実際に患者指導を行うにあたっては，病気の程度に加え，患者さんのニーズ，生活環境をも考えた具体的な指導が必要になります。

たとえば「岩盤浴はいいですか？」などの思いがけない質問にも答えていかなければなりません。そのためには，病態の理解とともに，予防法や治療法の基礎的な考え方への理解が必須です。「なぜそうするのか」という根本のところがわかってくると応用がどんどん利くようになるからです。

このような趣旨から本書を発刊することになりましたが，それぞれの予防法や治療法のもつ意義を理論として解説しました。そして，たくさんのQ&Aを用いて，困ったときの対処法も具体的に記述しました。本書を理解することで応用力が飛躍的に増すものと思います。また，できるだけ自分たちで勉強，理解できるように，イラスト，図，写真を多用し，わかりやすい表現で，簡潔に記述しました。

現在は多くの患者さんやそのご家族が，病院を受診される前後に，またがん手術を受けられる前後に自宅で本やインターネットを活用して勉強しています。その意味でも，本書には患者さん・ご家族が読んでも十分に理解できる内容とするため，平易な文と豊富なイラスト・写真を取り入れました。また，本書はそんな患者さんやご家族の人たちが活用しやすいように，巻末に索引を作りました。もっと知りたい内容，よくわ

からない内容を調べるため，ぜひこの索引を利用していただきたいと思います。

　本書では，まずイラストや写真，図を読まれるだけでも，リンパ浮腫の概要がしっかりとつかめるようにしてあります。その後にじっくりと本文を熟読していただけば，リンパ浮腫の予防，治療への基礎的・理論的な理解がいっそう深まることと思います。

　この本がリンパ浮腫セラピストを目指す人たち，患者さんおよびそのご家族の皆様に広く活用され，リンパ浮腫の予防と治療に少しでも貢献できれば，筆者の望外の喜びとするところです。

　2008年12月

　　　　　　　　　　　　　　　　　　　　　　　　　　　平井　正文

イラストでみる　リンパ浮腫の予防と治療　● 目　次

序　章　どうして，リンパ浮腫の治療が大切なのでしょうか？　*8*

第Ⅰ章　リンパ浮腫ってなに？　*10*
　❶　なぜ手や足がむくむの？　*10*
　❷　血液は全身を流れます ── 動脈と静脈とリンパの流れ ── *13*
　❸　静脈のむくみ，リンパのむくみ　*13*

第Ⅱ章　リンパ浮腫はどうして起こるのでしょうか？
　　　　── リンパ浮腫が起こるきっかけ　*19*
　❶　リンパ浮腫の原因　*19*
　❷　乳がんと子宮がん・卵巣がん　*20*
　❸　こんなきっかけでリンパ浮腫が起きてしまった　*29*

第Ⅲ章　リンパ浮腫になると，こんな症状が出ます　*30*
　❶　リンパ浮腫の特徴　*30*
　❷　リンパ浮腫の症状と合併症　*32*

第Ⅳ章　リンパ浮腫を予防しましょう　*36*
　❶　日常生活の過ごし方　*36*
　❷　手術直後の浮腫　*38*
　❸　手術前後の患者さん指導と保険　*39*
　❹　手術後，いつまで予防が必要ですか？　*40*

第Ⅴ章　早期発見と早期治療が大切です　*41*

第Ⅵ章　リンパ浮腫の治し方　*42*
　❶　治療のめざすところ　*42*
　❷　複合的理学療法　*42*

❸ リンパ浮腫の具体的な通院治療　44
❹ セルフケア　45

第Ⅶ章　日常生活指導
──リンパ浮腫の治療では，こんな生活が大切です　46
❶ 日常生活指導の基本　46
❷ 日常生活指導では2つのことが大切です　47
❸ 上肢リンパ浮腫への日常生活指導の実際　48
❹ 下肢リンパ浮腫への日常生活指導の実際　55
❺ こんなときには，すぐに医療機関を受診しましょう　62

第Ⅷ章　弾性ストッキング・弾性スリーブの選び方，使い方　63
❶ 弾性ストッキングの種類と選び方　64
❷ 弾性スリーブの種類と選び方　68
❸ サイズ，長さ　70
❹ 圧迫圧　71
❺ 伸び硬度（スティフネス，stiffness）　73
❻ 弾性ストッキング，弾性スリーブへの不満に答える　77
❼ 弾性ストッキング，弾性スリーブの使用上での注意　80
❽ 弾性ストッキングの禁忌，慎重に使用したほうがよいとき　82
❾ 弾性包帯　85

第Ⅸ章　リンパの流れをよくしましょう
──リンパ誘導マッサージ　87
❶ リンパ誘導マッサージの特徴　87
❷ リンパ誘導マッサージの実際　92
❸ セルフマッサージの注意　104
❹ マッサージを行ってはいけないとき　105

❺　リンパ誘導マッサージのいろいろな部位への応用　*106*

第Ⅹ章　その他の治療法　*111*
　　　❶　機械によるマッサージ　*111*
　　　❷　手術でなおす　*113*
　　　❸　薬　*114*
　　　❹　食事　*114*

第ⅩⅠ章　こんなときにはリンパ浮腫専門病院へ　*115*
　　　❶　リンパ浮腫専門医療機関　*115*
　　　❷　リンパ浮腫の入院治療　*116*

第ⅩⅡ章　リンパ浮腫と保険　*117*
　　　❶　予防　*117*
　　　❷　治療と弾性ストッキング・スリーブ　*118*
　　　●　厚生労働省官報写　*119*

第ⅩⅢ章　みなさんのご質問にお答えします：Q＆A　*121*

■参考文献　*145*　　■索　引　*146*　　■関連企業　*148*

■**執筆者** ――――――――――――――――――――（所属等は執筆時現在）

平井　正文	東海病院　下肢静脈瘤・リンパ浮腫・血管センター長
山下　年成	愛知県がんセンター　乳腺科医長
柴田　大二郎	津島市民病院　産婦人科主任医長
岩田　博英	愛知医科大学　血管外科講師
阪元　由美	愛知県がんセンター中央病院看護部
須貝　潤子	愛知県がんセンター中央病院看護部
則竹　雅代	M'S治療室
松岡　由美子	東海病院看護部

●各章執筆担当

第Ⅰ章……（平井　正文）

第Ⅱ章……（山下　年成（2-A）　柴田　大二郎（2-B））

第Ⅲ章……（平井　正文）

第Ⅳ章……（平井　正文）

第Ⅴ章……（平井　正文）

第Ⅵ章……（平井　正文）

第Ⅶ章……（平井　正文）

第Ⅷ章……（平井　正文）（岩田　博英）（松岡　由美子）

第Ⅸ章……（阪元　由美）（須貝　潤子）（則竹　雅代）（平井　正文）

第Ⅹ章……（平井　正文）

第ⅩⅠ章……（平井　正文）

第ⅩⅡ章……（平井　正文）

第ⅩⅢ章……（平井　正文）（岩田　博英）（松岡　由美子）

序章
どうして，リンパ浮腫の治療が大切なのでしょうか？

　リンパ浮腫になると，患肢の手や足が重く，だるく，熱っぽくなり，炊事や掃除などの日常での家事や仕事が不自由になります。リンパ浮腫が高度になると象皮病（ぞうひびょう）とよばれ，皮膚が硬くなってきます。また蜂窩織炎（ほうかしきえん）といいますが，虫刺されなどで手や足が炎症を起こし，高熱が出ることもあります。

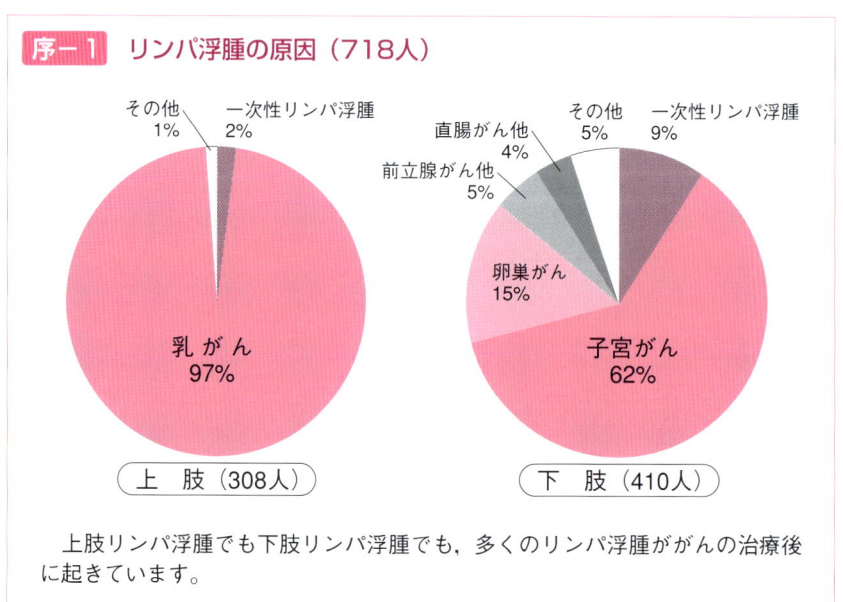

序-1　リンパ浮腫の原因（718人）

上肢（308人）
- 乳がん 97%
- 一次性リンパ浮腫 2%
- その他 1%

下肢（410人）
- 子宮がん 62%
- 卵巣がん 15%
- 一次性リンパ浮腫 9%
- その他 5%
- 前立腺がん他 5%
- 直腸がん他 4%

　上肢リンパ浮腫でも下肢リンパ浮腫でも，多くのリンパ浮腫ががんの治療後に起きています。

さらに症状ばかりではなく，見た目が悪いという美容的な意味で悩む患者さんも少なくありません。QOL（生活の質）の低下と合併症，さらに外観と，リンパ浮腫には悩みがつきません。

　しかも，リンパ浮腫になる原因の多くはがん治療の後遺症です（序-1）。

　上肢のリンパ浮腫では98％が乳がんなどのがん，下肢のリンパ浮腫では91％が子宮がん，卵巣がん，前立腺がんなどのがんの手術後に起きています。

　また，乳がん，子宮がんなどの手術を受けた人の15～30％前後の人にリンパ浮腫が発生するといわれています。つまり，リンパ浮腫はがん治療の大きな後遺症といえます（序-2）。

　「がんが治ったんだからリンパ浮腫は仕方がないよ，がまんしなさい」，という時代ではなくなってきました。

　がん患者さんの手術後のQOLをよくするためにも，リンパ浮腫の予防と早期の正しい治療が大切なのです（序-3）。

序-2 リンパ浮腫はがん治療の大きな後遺症です！

リンパ浮腫は，がん治療（手術，放射線治療）の大きな後遺症のひとつです。

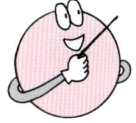

序-3 リンパ浮腫治療の目的

リンパ浮腫を治療することで，外観をよくし，QOLをたかめ，合併症を防ぎます。

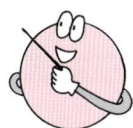

第Ⅰ章
リンパ浮腫ってなに？

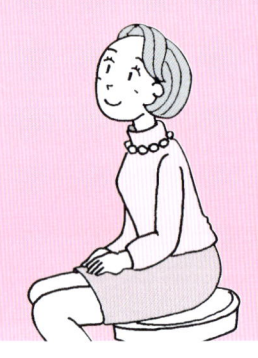

1　なぜ手や足がむくむの？

　浮腫はむくみのことですが，特別な病気がなくても顔や手足がむくむことがあります。むくみとは，皮膚の下に余分な水が溜まったものです。
　この余分な水はどこからくるのかというと，血液が血管から滲み出たものです。
　心臓から出た血液は動脈の中を流れて，毛細血管に達し，ここで代謝に必要な酸素や栄養物を細胞に与えます。毛細血管にある小さな隙間から酸素や栄養物を含んだ水分（血漿）が滲み出るのです。そして，代謝の結果生じた老廃物や炭酸ガスを含んだ水分は，今度は静脈やリンパ管に吸収されて心臓に運ばれていきます（1-1）。
　通常は，毛細血管から滲み出る水分と静脈やリンパ管で吸収される水分は同じ量です。しかし，何らかの原因で滲み出る水分が異常に多くなったり，逆に吸収される水分が大きく減少すると，細胞と細胞の間（組織間隙といいます）に水分がたくさん溜まってしまうことになります。これが，むくみ（浮腫）です。
　滲み出る水分が多くなる原因としては，たとえば肝硬変やネフローゼなどで血液中のたんぱく質が減少すると（低たんぱく血症），水分は濃

1-1 毛細血管と水の出入り

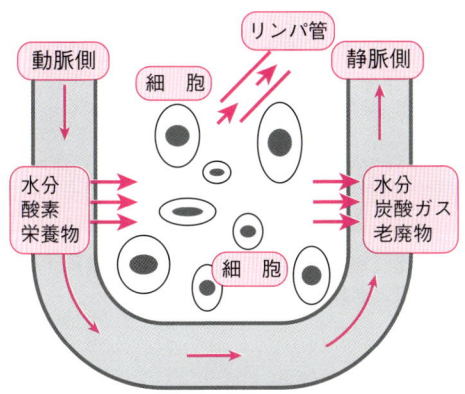

　毛細血管に達した血液は，代謝に必要な酸素や栄養物を細胞に与えます。毛細血管の小さな隙間から酸素や栄養物を含んだ水分（血漿）が滲み出るのです。代謝の結果生じた老廃物や炭酸ガスを含んだ水分は，今度は静脈やリンパ管に吸収され，回収されていきます。滲み出る水分と回収される水分は通常は同じ量です。

1-2 浮腫（むくみ）の発生

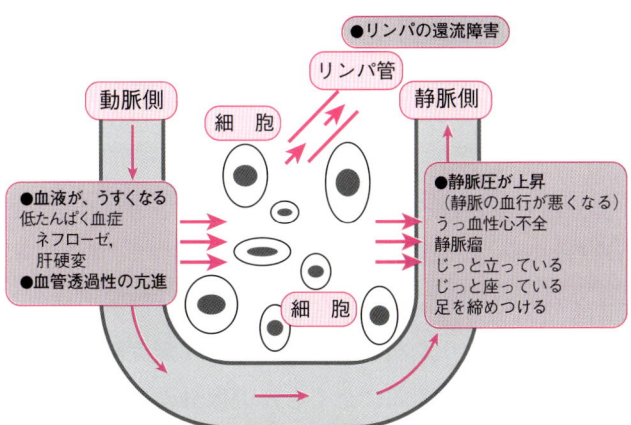

　静脈の病気やリンパ浮腫があると，静脈やリンパ管における水分の吸収が悪くなります。吸収されない水分は細胞と細胞の間（組織間隙）に溜まってしまい，浮腫（むくみ）をつくります。

1-3 リンパ浮腫のCT

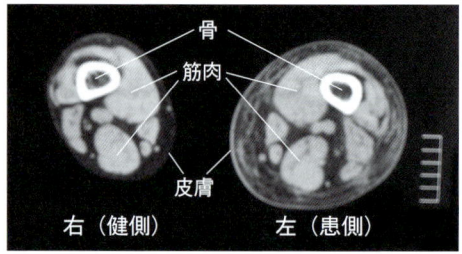

リンパ浮腫のある側（患側）の皮膚の下（皮下組織）が厚くなっています。筋肉や骨の太さは健側と患側ほぼ同じです。

1-4 リンパ浮腫の超音波検査（エコー）

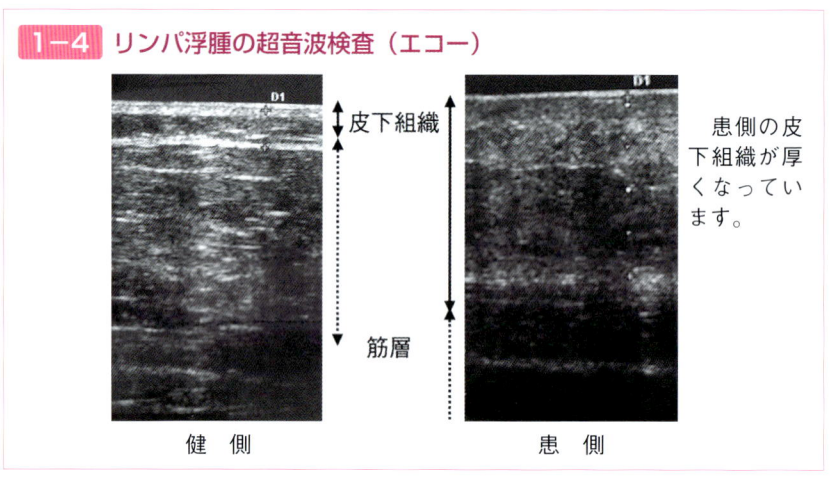

患側の皮下組織が厚くなっています。

度の低い部分から濃いほうに流れますので血液中のたくさんの水分が血管の外の組織間隙へと滲み出していきます。

　静脈やリンパ管での吸収が悪くなる原因には，静脈の病気やリンパ浮腫があります。静脈やリンパの血行障害つまり還流障害が水分の吸収を悪くさせるのです。組織間隙にたくさんの水分が残ってしまいます。そして，むくみが起こります（1-2）。

　CT（1-3）や超音波検査（1-4）でみると，リンパ浮腫では皮膚の下が厚くなっているのがわかります。

2 血液は全身を流れます——動脈と静脈とリンパの流れ——

ここで少し静脈やリンパの役割を考えてみましょう。

心臓から出た血液は動脈を通って体の隅々に配られます。毛細血管で栄養物を細胞に与え，今度は静脈を通って心臓に戻ります。しかし，心臓から出た血液のすべてが静脈で心臓に戻るわけではありません。動脈を通ってきた血液の90％は静脈を通って心臓に戻りますが，残りの10％はリンパ管経由で心臓に戻ります。

リンパ管は水分と同時にたくさんのたんぱく質を吸収します。つまりリンパ管は静脈に比べ，たくさんのたんぱく質を輸送していますので，リンパ管の輸送能力に障害が起こると，たんぱく質がたくさん皮膚の下に残ってしまいます。

3 静脈のむくみ，リンパのむくみ

A. それぞれの特徴

静脈疾患による浮腫を静脈性浮腫といいますが，主な疾患としては深部静脈血栓症と下肢静脈瘤とがあります。つまり，静脈がつまったり（深部静脈血栓症），下肢静脈瘤ができると足はむくみやすくなります。

臨床の場では，リンパ浮腫と静脈疾患による浮腫とを区別する必要があります。両者は，治療法や予後がまったく異なるからです。

静脈性浮腫では皮膚の栄養障害が強いために，下腿に色素沈着や湿疹，潰瘍ができやすくなります（1-5）。

これに対し，リンパ浮腫ではめったに色素沈着や潰瘍はできませんが，皮膚が硬くなったり，浮腫が高度になったり，変形を起こしやすくなってきます。また，リンパ浮腫でリンパの吸収が悪くなると，本来リンパ管に吸収されるはずのたんぱく質が細胞と細胞の隙間（組織間隙）に残っ

1-5 下肢静脈瘤と色素沈着

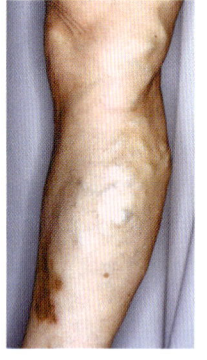

ボコボコした静脈瘤と色素沈着がみられます。

1-6 リンパ浮腫と皮膚の硬化

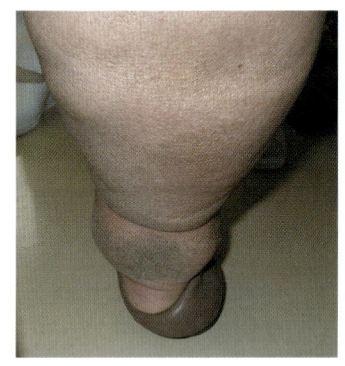

リンパ浮腫では，進行すると皮膚や皮下組織がしだいに硬くなってきます。

てしまいます。

　この残ったたんぱく質によって組織間液は濃くなりますので，薄くしようと血管からさらにたくさんの水分が滲み出てきます。

　つまり，リンパ浮腫によりたんぱく質が吸収されなくなると，ますます組織間隙に水分が増え，浮腫がひどくなってきます。

　また，このような状態が続くと皮膚の下で線維芽細胞(せんいがさいぼう)が活性化され，膠原線維(こうげんせんい)が増えてきます。

　そうすると皮膚や皮下組織はしだいに硬くなってきます（1-6）。つまり，リンパ浮腫が進行すると，リンパ浮腫特有の硬い皮膚になってきます。

1-7 深部静脈血栓症（右下肢）

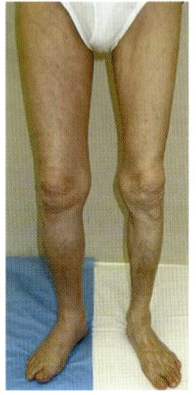

深部静脈血栓症の典型的な例では，皮膚は赤っぽく変色し，下肢は腫脹します。

B. リンパ浮腫と静脈疾患による浮腫の違い

1）リンパ浮腫と深部静脈血栓症

　深部静脈血栓症の大部分は下肢に起こります。深部静脈血栓症になると，典型的な例では皮膚は赤紫色に変色し，下肢は腫脹します（1-7）。手術の後や飛行機の中でも起こり，エコノミークラス症候群とよばれていることでも有名です。

　リンパ浮腫では多くの場合，がん手術のあとに起こること，深部静脈血栓症では皮膚の色の変化があることなどで比較的容易に両者を鑑別できますが，リンパ浮腫でも皮膚の色が赤紫になることが少なくありません（1-12参照）。

　超音波検査で深部静脈血栓症の確定診断が行われますが，とくに一次性リンパ浮腫ではがん手術の既往はなく，またリンパ浮腫と静脈性浮腫とが合併していることもあることから，疑わしいときには血管外科医の診察が必要です。

2）リンパ浮腫と静脈血栓後遺症

　深部静脈血栓症は急性期をすぎても，下肢の浮腫やだるさなどが続くことがあります。これを静脈血栓後遺症（血栓後症候群）といいますが，リンパ浮腫と区別しにくいときもあります。

　静脈血栓後遺症の特徴には以下にあげたものがありますが（1-8），リンパ浮腫でも時に観察される徴候であり，最終的な診断は超音波検査（エコー検査）になります。

静脈の拡張

　静脈の拡張は静脈性浮腫に特異的な症状です。静脈の拡張があれば，まず静脈疾患があると考えてよいでしょう（1-9）。

　しかし，リンパ浮腫に静脈の閉塞が合併していることがあります（1-10）。とくに，がんのリンパ節転移などで静脈もまた閉塞すること

1-8 静脈血栓後遺症の特徴

・静脈の拡張
・色素沈着・潰瘍
・皮膚の色の変化
・圧痕のある浮腫
・深部静脈血栓症の既往

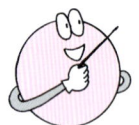

1-9 静脈血栓後遺症（右下肢）

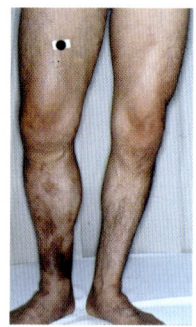

右下肢の腫脹と，足首の上あたりに色素沈着がみられます。また，大腿部の皮膚に静脈の拡張がみられます。

1-10 リンパ浮腫患者さんの肩から胸にかけての静脈拡張

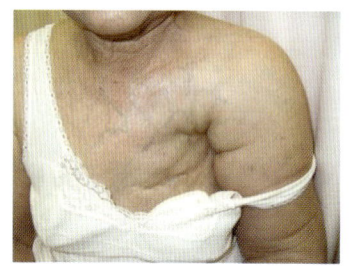

このような静脈拡張は，鎖骨下静脈などの静脈が閉塞していることを意味します。がんの再発，転移のチェックが必要です。

1-11 リンパ浮腫と潰瘍

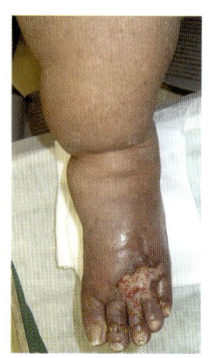

かゆくてボリボリ掻いて傷ができ，潰瘍になったものです。

があります。そのため，リンパ浮腫の診察時には，静脈の拡張がないか，よく見ておかねばなりません。

色素沈着・潰瘍

　色素沈着や潰瘍もほぼ静脈疾患に特異的な症状ですが，リンパ浮腫でもかゆくて皮膚を掻きむしったり，ケガをすることで色素沈着や潰瘍が

第Ⅰ章　リンパ浮腫ってなに？

1-12 リンパ浮腫と皮膚の色の変化

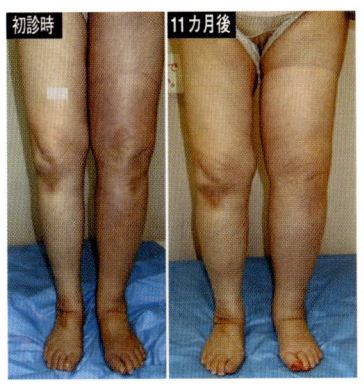

リンパ浮腫が発生した初めの時期には，よく皮膚の色が赤紫色になっています。細い静脈が圧迫されているからです。数カ月から数年でしだいに薄くなっていきます。この患者さんも，左下肢の赤紫色が11カ月後にはかなり薄くなっています。

1-13 下肢静脈瘤と皮膚の硬化

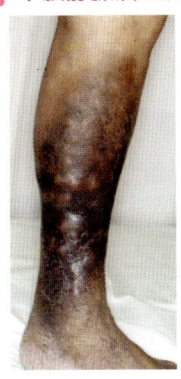

静脈疾患で皮膚が硬くなるときには，周囲の皮膚に黒っぽい色素沈着を伴います。

1-14 リンパ浮腫と下肢静脈瘤の合併（右下肢）

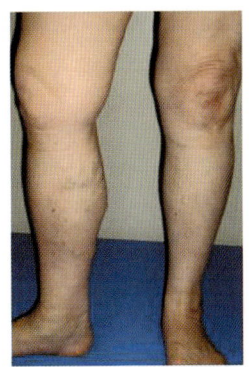

下肢静脈瘤は非常に頻度が高い疾患ですので，リンパ浮腫の患者さんにもしばしば静脈瘤が合併しています。

できることがあります（1-11）。

皮膚の色の変化

　リンパ液のうっ滞は皮膚の色を変化させませんが，静脈血のうっ滞では皮膚の色は赤紫色に変化します。とくに立位になると静脈血のうっ滞が増え，皮膚の色の変化がいっそうはっきりします。

　しかし，リンパ浮腫でも発症間もないうちは皮膚の色が赤紫色をしていることが少なくありません。リンパのうっ滞で細い静脈が圧迫されているからで，数カ月から数年でしだいに消失します（1-12）。

圧痕のある浮腫

　静脈性浮腫の特徴は圧痕のある浮腫ですが，リンパ浮腫でも早い時期には圧痕がみられます。

　リンパ浮腫では皮膚が硬くなりやすいのですが，静脈性浮腫でも進行すると皮膚は硬くなってきます。しかし，静脈性浮腫で皮膚が硬くなるときには黒っぽい色素沈着を伴っていますので，比較的容易に鑑別できます(1-13)。

深部静脈血栓症の既往

　当然のことですが，静脈血栓後遺症では深部静脈血栓症の既往があります。

3）リンパ浮腫と下肢静脈瘤

　下肢静脈瘤にはいろいろな種類がありますが，浮腫を起こす下肢静脈瘤のほとんどは伏在静脈瘤といわれる大きな静脈瘤です。

　しかし，大きな静脈瘤でも，高度な浮腫が起きることは非常にまれであり，また下腿や足部の浮腫が中心で，大腿まで浮腫が起きることはまずありません。浮腫の程度や部位，静脈瘤の存在などからリンパ浮腫と間違えることはありません。

　しかし，下肢静脈瘤は非常に頻度が高い疾患ですので，リンパ浮腫の患者さんにもしばしば合併しています(1-14)。高度なリンパ浮腫があると静脈瘤は目立ちにくくなっていますので，注意深く観察するとよいでしょう。

　下肢静脈瘤の合併で下肢の浮腫やだるさが強くなっているときには，下肢静脈瘤の治療が必要になります。血管外科医に相談されるとよいでしょう。

第Ⅱ章 リンパ浮腫はどうして起こるのでしょうか？
――リンパ浮腫が起こるきっかけ

1 リンパ浮腫の原因

　リンパの流れが悪くなると，手や足にリンパ浮腫が起こりますが，ではどんな原因でリンパの流れが悪くなってしまうのでしょうか。

　手術後など原因がはっきりしているリンパ浮腫を二次性リンパ浮腫（続発性リンパ浮腫）といい，原因がはっきりしないリンパ浮腫を一次性リンパ浮腫（原発性リンパ浮腫）といいます。

A. 一次性リンパ浮腫

　序-1にリンパ浮腫の原因をあげましたが，上肢では約2％，下肢では約9％が一次性リンパ浮腫です。この多くは先天的にリンパ管の発育が悪いことが原因です。遺伝性の疾患もあります。

　乳幼児のときからリンパ浮腫がみられることもありますが，思春期や中年以後になってからリンパ浮腫がはっきりすることもあります。

B. 二次性リンパ浮腫

　上肢でも下肢でもリンパ浮腫の多くが，がんの手術後か放射線治療後に起こっています。がんの手術では，がんそれ自身を取り除くのはもちろ

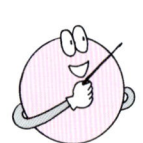

| 2-1 | がん治療とリンパ浮腫 |

がんの手術ではリンパ節を切除しますので、リンパの流れが悪くなり、リンパ浮腫が発生するのです。

| 2-2 | リンパ浮腫の原因 |

<u>上肢リンパ浮腫</u>　　<u>下肢リンパ浮腫</u>
　乳がん　　　　　　　子宮がん
　皮膚がん　　　　　　卵巣がん
　転移がん　　　　　　泌尿器系がん
　（リンパ節，骨）　　　（前立腺，尿管，
　　　　　　　　　　　　膀胱など）
　　　　　　　　　　　下部消化管がん
　　　　　　　　　　　（直腸,肛門など）
　　　　　　　　　　　皮膚がん
　　　　　　　　　　　悪性リンパ腫
　　　　　　　　　　　転移がん
　　　　　　　　　　　（骨盤内,リンパ節）

がんの手術や放射線治療以外でも、がんのリンパ節転移、悪性リンパ腫、寄生虫などのリンパ節を破壊する病気が起こるとリンパ浮腫が起きてきます。

んですが，根治治療としてはリンパ節の郭清を行います。乳がんでは腋窩（わきの下）リンパ節，子宮がん・卵巣がんや前立腺がんなどでは骨盤内のリンパ節を切除します。さらに治療を徹底させるためにこの部に放射線をかけることもあります。リンパ節切除のためリンパの流れが悪くなり，リンパ浮腫が起きてきます（2-1）。このため，現在はセンチネルリンパ節生検などリンパ節の切除をできるだけ少なくする工夫がなされています。

　がんの手術や放射線治療以外でも，リンパ節を破壊する病気が起こるとリンパ浮腫が起きてきます（2-2）。ひとつは，がんのリンパ節への転移です。またリンパ節それ自身が破壊される悪性リンパ腫や，寄生虫です。昔はフィラリアという寄生虫によるリンパ浮腫が多かったそうですが，現在はみかけなくなりました。

❷ 乳がんと子宮がん・卵巣がん

　ここで，多くのリンパ浮腫の原因になる乳がんと子宮がん・卵巣がんについて知っておきましょう。

A. 乳がん

1) 乳がんの頻度

　日本での乳がんの罹患率は年々増加しており，1994年に胃がんを上回り女性のがんの1位となっています。「地域がん登録」研究班によると2001年の1年間に40,675人が乳がんになったと推定されています。これは女性のすべてのがんの16.7％を占めています。2002年のデータを基にした累積の乳がん罹患リスクは生涯で5.3％です。言い換えると一生のうちに乳がんになるのは19人に1人という割合です。

　他の国と比較すると日本を初めとするアジアの国々は乳がんの罹患率は欧米と比較して低いといえます。国際がん登録協会（IACR）のデータによるとアメリカ合衆国やイギリスの女性の74歳までの累積乳がん罹患リスクは9～11％であり，日本人女性の4.1％と比べるとかなりの開きがあります。欧米では50歳を過ぎた閉経後の乳がんが日本人と比べて非常に多いため，欧米での累積罹患率が多くなっています。ここ数年，明らかな原因はわかりませんが欧米では乳がんの発生頻度自体が低下してきています。しかし日本ではまだ増加傾向にあります。乳がんは40歳から急激に多くなり40歳後半で発生のピークがありましたが日本でも閉経後乳がんの増加に伴いピークが50歳前半に移ってきています。この傾向は今後も続くと考えられています。

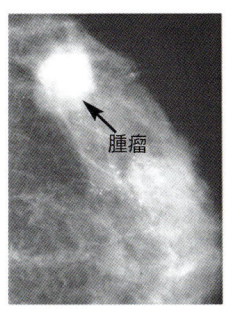

2-3　マンモグラフィ写真

高濃度の腫瘤と乳頭側に不均一多形性の石灰化を認め，乳管内を乳がんが広がっていると診断されます。

2) 乳がんの症状

　乳がんの症状は自覚症状としては腫瘤の触知，乳頭からの血性分泌です。最近ではマンモグ

ラフィ（2-3）での石灰化や超音波検査での異常陰影といった自覚症状のない乳がんの割合が増えてきています。乳房の疼痛を伴う乳がんは多くはありません。腋窩リンパ節に転移をきたして腫大し，それを触知して判明する乳がんもあります。特殊なタイプの乳がんとして乳房の皮膚が炎症により発赤する炎症性乳がんや乳頭から乳輪に湿疹やびらんを形成するページェット（Paget）病があります。

診断は視触診の他にマンモグラフィ，超音波が通常の検査です。乳がんの乳房内の広がりを診断するために造影MRIやCTを行います。また，乳頭からの血性分泌症例では分泌の出てくる乳管内に造影剤を注入してX線撮影を行う乳管造影検査を行います。

3）乳がんの治療

◆a：手術

治療法としては手術が必要となります。乳がんの乳房内での広がりを診断して整容性が保たれ，切除可能と診断すれば乳房部分切除術の適応となります。一般には腫瘍の大きさが3cm以下で乳房内を広がっていない症例となります。

一部の施設で乳がんに対して凍結療法や集束超音波，ラジオ波を用いた熱凝固療法といった非切除治療（non-surgical ablation）が試みられています。しかし，長期結果が出ておらず，実地臨床としては勧められません。

◆b：リンパ節の郭清

乳房切除，もしくは乳房部分切除をするときに腋窩リンパ節を一緒に切除（腋窩リンパ節郭清）するのが一般的です。通常は小胸筋より外側に位置するレベルⅠ，Ⅱの腋窩リンパ節を郭清します（2-4）。しかし，腋窩リンパ節に転移を認めない症例が多く腋窩リンパ節郭清による合併症（腋窩から上腕の違和感や上肢のリンパ浮腫）もあることから多くの施設でセンチネルリンパ節生検が行われています。

◆c：センチネルリンパ節生検

　センチネルリンパ節とは乳房からリンパ流が初めに流れ着くリンパ節のことでアイソトープや色素を乳房に注射することにより同定されます。センチネルリンパ節に乳がんの転移がなければその奥のリンパ節には転移がないと考えられます。術中や術前にセンチネルリンパ節に乳がんの転移がないことを確認して腋窩リンパ節郭清を省略した症例が多くなっています。また，センチネルリンパ節生検のみで腋窩郭清を省略した症例ではほとんど上肢のリンパ浮腫は出現しません。

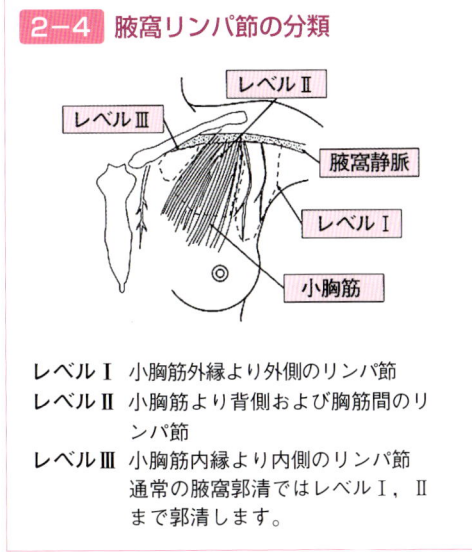

2-4 腋窩リンパ節の分類

レベルI　小胸筋外縁より外側のリンパ節
レベルII　小胸筋より背側および胸筋間のリンパ節
レベルIII　小胸筋内縁より内側のリンパ節
　　　通常の腋窩郭清ではレベルI，IIまで郭清します。

◆d：放射線治療

　乳房部分切除術を行った症例には温存した乳房に放射線の照射を行います。通常は温存乳房全体に1回2Gyずつで25回（合計50Gy）を照射します。断端陽性例では腫瘍のあった付近にさらにブースト照射を行います。ただし，高齢者の症例では放射線照射を省略することもあります。

　また，乳房切除を行っていても腫瘍径が5cmを超える症例や腋窩リンパ節に転移を4個以上認めた症例では胸壁や鎖骨上領域に放射線を照射します。照射することにより上腕のリンパ浮腫の頻度が高くなること，肩こりが合併することが知られています。一方，局所再発を減らすことができるため乳がん学会の診療ガイドラインでも腋窩リンパ節に転移を4個以上認めた症例では強く勧められています。リンパ節転移が1～3個の症例について放射線照射したほうがいいかどうかについては現在，国

際的な臨床試験が行われています。この結果で放射線治療を行ったほうがいいという結果になり，照射が増加すると上肢のリンパ浮腫の発生が増加すると思われます。

4）乳がんの転移

乳がんの転移部位として多いのは肺，骨，肝臓，脳，皮膚，リンパ節です。遠隔転移をきたした場合は根治することが困難なため，乳がんのタイプ（ホルモン受容体の有無やHER2たんぱくの発現状況）と再発するリスクを評価して術後にホルモン剤や抗がん剤といった全身療法を行います。最近ではHER2たんぱくに対する分子標的薬が開発され，HER2たんぱく過剰発現している乳がんに対して術後に用いることにより再発率が約半分になることが示され日本でも最近認可されました。

B. 子宮がん・卵巣がん

1）子宮頸がん

◆a：子宮頸がんのできやすい人，症状

子宮頸がんは子宮頸部に発生する悪性腫瘍です。

好発年齢は40歳代を中心に30〜60歳代です。原因として，ヒトパピローマウイルスによる性行為感染が原因と考えられているので，性交渉開始年齢の早い人や性交渉の相手が多い人，妊娠，出産回数が多い人にリスクが高いとされています。自覚症状は，性交等によって生じる接触出血といった不正性器出血があります。

◆b：検診

成人女性に対し，検診などでマス・スクリーニングとして子宮頸部細胞診が行われています。無症状でも，その検査で発見される場合もありますので，とくに子宮頸がんでは早期発見のためにも検診を受けることが非常に大切です。細胞診で異常があった場合，子宮頸部組織診が行われ，組織学的にがんが診断されます。組織型の多くは扁平上皮がんです。

2-5 子宮・卵巣と手術術式

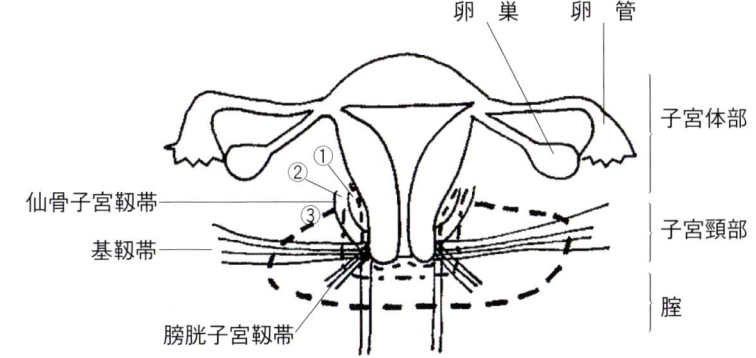

切除範囲（術式）
① …単純子宮全摘術
② …拡大子宮全摘術
③ …広汎子宮全摘術

2-6 腹部〜骨盤内のリンパ節

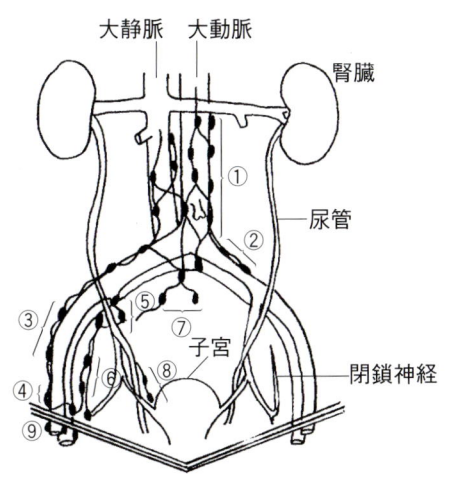

① 傍大動脈リンパ節
②〜⑨ 骨盤リンパ節
② 総腸骨リンパ節
③ 外腸骨リンパ節
④ 鼠径上リンパ節
⑤ 内腸骨リンパ節
⑥ 閉鎖リンパ節
⑦ 仙骨リンパ節
⑧ 基靱帯リンパ節
⑨ 鼠径リンパ節

◆c：子宮頸がんの治療

　治療法は，がんが子宮頸部に限局し，浸潤が軽度のものでは，挙児希望があれば子宮頸部円錐切除術，なければ単純子宮全摘術を行います。がんの浸潤をしっかり認め，一部骨盤や腟へ進展しているものは，広汎子宮全摘術を行います。がんが骨盤や腟にまでしっかりと進展していたり，膀胱や直腸の粘膜を侵すものは，放射線療法，同時化学放射線療法，化学療法のいずれかを行います。また，末期のものでは緩和医療などが選択されます。

　子宮頸部円錐切除とはがん病変のある子宮頸部を円錐状にメス，高周波電気メス，レーザーなどにて切除する方法です。

　単純子宮全摘術とは子宮に近い部分で，子宮支持組織を結紮，切離して子宮のみを摘出する方法です（2-5）。

　広汎子宮全摘術とはがんの浸潤，転移が考えられる症例が適応なので，がんが残らないよう，骨盤に沿うように，子宮より離れた場所から各靭帯を結紮，切離し，腟の一部も十分切除して子宮を摘出します。また，骨盤リンパ節郭清（2-6）を同時に行います。

　放射線療法は，扁平上皮がんが放射線に対し高い感受性をもっているため，子宮頸がんには有効な治療法だといえます。同時化学放射線療法は放射線療法と同時に抗がん剤による化学療法を併用する方法です。化学療法は点滴などの全身投与のため，放射線より広い範囲で効果が期待できるため，併用されます。

　また，リンパ節転移，がんが大きい，浸潤を認めたものなどは再発高危険群と判断し，術後補助療法として，放射線療法，または同時化学放射線療法が追加で行われ，再発を予防します。

◆d：子宮頸がんワクチン

　子宮頸がんはヒトパピローマウイルス（human papillomavirus：HPV）が性行為によって感染し，発症すると考えられています。現在このウイルスに対するワクチンが開発され，海外では承認され使用され

ています．わが国でも数年のうちに承認されることが期待されております．このワクチンは子宮頸がん，前がん病変を治療するのではなく，発生を予防するものです．またワクチンは，子宮頸がんだけでなく，肛門がん，腟がん，外陰がん，喉頭がんなどの一部も予防できることが期待されています．

接種時期ですが，予防効果を最大限に引き出すため，性行為開始以前に投与される必要があります．アメリカのガイドラインでは11，12歳の少女が主な対象として推奨されています．わが国でも近年，性行為の低年齢化現象が報告されておりますが，接種時期については，今後よく検討する必要があると思われます．

2）子宮体がん
◆a：子宮体がんのできやすい人，症状

子宮体がんは子宮体部に発生する悪性腫瘍です．好発年齢は50歳代を中心に40～60歳代です．子宮体がんは近年増加傾向にあります．子宮体がんは肥満，不妊，未経産婦，卵巣機能異常の人はリスクが高いとされ，日本の生活様式の欧米化が増加の要因のひとつであると考えられています．自覚症状として，不正性器出血，下腹部痛が認められます．子宮内膜細胞診にて，異常を認められた場合，子宮内膜組織診が行われ，組織学的にがんが診断されます．組織型の多くは腺がんです．

◆b：子宮体がんの治療

治療法は，組織が子宮内膜に限局する場合，妊孕性を温存するため，ホルモン療法を行うことがあります．挙児希望がなければ，腹式単純子宮全摘術（2-5）が行われます．

子宮筋層に浸潤を認めるものでは，腹式単純子宮全摘術，もしくは拡大子宮全摘術［単純子宮全摘術と広汎子宮全摘術との中間的な術式（2-5）］および必要に応じ骨盤リンパ節郭清（2-6）を行います．また，明らかに子宮頸管浸潤を認めるものは，広汎子宮全摘術（2-5）を行います．

また深い筋層浸潤，頸部浸潤，腹腔細胞診陽性，骨盤リンパ節転移，組織が低分化，リンパ管侵襲，といった高危険群と考えられるものは，傍大動脈リンパ節郭清を追加する場合があります。再発防止のため，高危険群には化学療法，または放射線療法が術後追加されます。

3) 卵巣がん
◆a：卵巣がんのできやすい人，症状

細胞の発生・分裂が盛んな卵巣では，多くの種類の腫瘍が発生します。ここでは，そのなかでもっとも発生頻度が高く，約2/3を占める上皮性卵巣がんについて概説します。

好発年齢は20～60歳代です。卵巣がんも近年増加傾向にあります。卵巣がんは動物性脂肪の摂取の増加，糖尿病，喫煙，排卵誘発などの人はリスクが高いとされ，日本の生活様式の欧米化が増加の要因のひとつであると考えられています。

多くは無症状ですが，卵巣の腫大，腹水の貯留によって，腹部膨満感などの自覚症状を認める場合があります。超音波，CT，MRIなどで卵巣の腫大が確認されると，開腹し摘出し，組織学的に精査します。がんは卵巣に限局するもの，子宮，卵管，他の骨盤臓器に転移を認めるもの，骨盤外への転移を認めるもの，肺などへの遠隔転移を伴うものといった具合に進行します。

◆b：卵巣がんの治療

治療は基本術式として，両側付属器（卵巣＋卵管）摘除術，単純子宮全摘術（2-5），大網切除術，骨盤，傍大動脈リンパ節郭清術（2-6）を行います。

術後後療法では，がん性腹水細胞診陽性のもの，組織学的に悪性度の強いもの，卵巣以外にがんの進展，転移を認めるものでは，抗がん剤による化学療法を行います。

3 こんなきっかけでリンパ浮腫が起きてしまった

すでに述べたように，がん手術・放射線治療の後は多かれ少なかれリンパの流れは悪くなります。そして，リンパ浮腫は徐々に起きることもありますが，腕や脚を使いすぎたり，炎症をきっかけに起きることも少なくありません（2-7）。

ですから，リンパ浮腫を起こさせないように，そのきっかけを作らないことがリンパ浮腫の予防ではもっとも大切ということになります。

2-7　リンパ浮腫発生のきっかけ

こんなことがきっかけでリンパ浮腫が起こっています。

<u>上肢リンパ浮腫</u>
- 患肢に注射，採血を受けた
- 患肢で血圧測定を繰り返した
- 重いものを持った
- ボウリングをした
- 布団たたきをした
- 子どもをおんぶした
- 海水浴にいった
- ガーデニングをした
- 虫刺されなど，炎症を起こした

<u>下肢リンパ浮腫</u>
- 転倒した
- 足を強く打った
- たくさん歩いた
- 仕事を再開した
- 仕事で疲労が強かった
- 引越しした
- 葬式があった
- 親を介護した
- ガーデニングで草むしりをした
- 水虫が化膿したなど，炎症を起こした

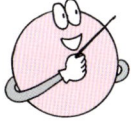

第Ⅲ章 リンパ浮腫になると，こんな症状が出ます

1 リンパ浮腫の特徴 (3-1)

　浮腫（むくみ）は，心臓や腎臓，肝臓の病気でも起こりますし，また健康な人でも夕方や長い時間座っていたりすると足に浮腫が起こります。しかし，リンパ浮腫による浮腫には次のような特徴があります。

手術を受けた部分にのみ浮腫が起こる

　手術後のリンパ浮腫は，手術を受けた部分にのみ起こります。リンパ浮腫を起こしている上肢（腕）や下肢（脚）を患肢といいますが，右の乳がんの手術後では右の腕，左の乳がんの手術後では左の腕が患肢になります。転移でも起こさない限り，反対側にリンパ浮腫が起こることはなく，ましてや乳がんの手術後に脚にリンパ浮腫が起こることもありません。

　子宮がんや前立腺がんの手術後も同様で，脚や下腹部，陰部にリンパ

3-1　リンパ浮腫の特徴

- 手術を受けた側にのみ浮腫が起こる，両側に起きても左右差が大きい
- 浮腫が高度になりやすい
- 皮膚が硬くなったり，患肢が変形しやすくなる
- 炎症（蜂窩織炎）を起こしやすい

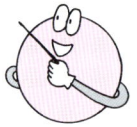

第Ⅲ章　リンパ浮腫になると，こんな症状が出ます

3-2 心臓の病気とむくみ

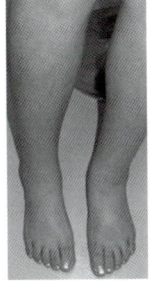

心臓や腎臓の病気で起こるむくみは，左右の足が同じ程度にむくみます。

3-3 リンパ浮腫の特徴——高度な浮腫

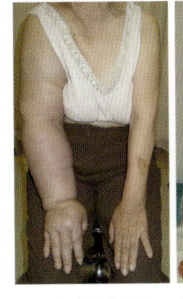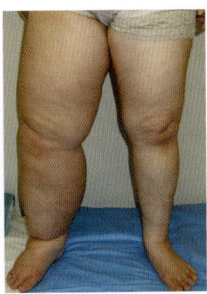

右上肢リンパ浮腫，右下肢リンパ浮腫ともに浮腫が高度です。

浮腫が起きますが，腕にリンパ浮腫が起こることはありません。しかし，脚の場合は，右と左のどちらにリンパ浮腫が起こるかはわかりません。どちらにも起きる可能性があり，両側の脚にリンパ浮腫が起きることもめずらしくありません。しかし，仮に両側に起きたとしても，右脚と左脚との浮腫の程度が違うことがほとんどです。

これに対し，心臓や腎臓の病気で起こるむくみは左右の脚が同じ程度にむくみます（3-2）。

高度な浮腫 （3-3）

リンパ浮腫では，他の原因による浮腫とは違って，浮腫が高度になることが少なくありません。高度な浮腫では，手や足が動かしにくい，重たいなどの症状が出やすくなります。

皮膚が硬くなったり，患肢が変形しやくなる （3-4）

リンパ浮腫が進行すると，線維化が進み，皮膚が硬く，また変形してきます。高度になったリンパ浮腫を象皮病といいますが，座ったり，歩行にも支障をきたすようになるかもしれません。幸いなことに，日本ではリンパ浮腫がこのように高度に進行することは多くはありませんが，日常生活に支障が起きないように，リンパ浮腫を進行させないことが非

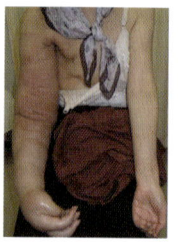

3-4 リンパ浮腫の特徴——皮膚の硬化と変形

右上肢のリンパ浮腫ですが，皮膚が硬くなり，手首や肘の関節の動きも不自由になっています。

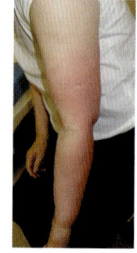

3-5 リンパ浮腫の特徴——蜂窩織炎

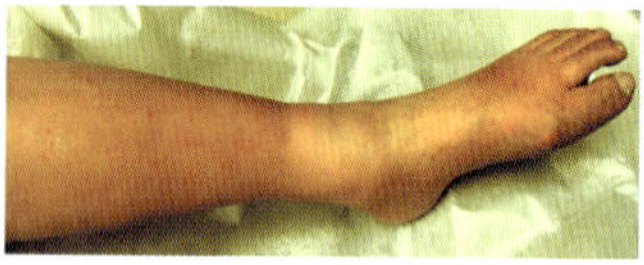

下肢リンパ浮腫

上肢リンパ浮腫

上肢リンパ浮腫，下肢リンパ浮腫の蜂窩織炎で，患肢はびまん性あるいは斑点状に赤くなっています。

常に大切ということになります。

炎症（蜂窩織炎）を起こしやすい （3-5）

　リンパ浮腫でリンパ液がうっ滞していると，細菌に対する抵抗力が非常に弱く，細菌が繁殖しやすい環境となっています。些細な引っかき傷でも細菌が広がり，炎症を起こしてしまいます。この炎症を蜂窩織炎といいますが，蜂窩織炎になると，リンパ浮腫になっている腕や脚は真っ赤になり，多くは39～40℃の高熱が出ます。広域性の抗生物質投与と冷却により数日くらいで軽快することが多いのですが，重症になると，入院が必要になります。

　炎症は抗生物質投与で軽快しても，蜂窩織炎をきっかけに浮腫は進行し，皮膚が硬く変化をきたしてきます。常日頃より，できるだけ蜂窩織炎を起こさせない注意が大切です（「第Ⅶ章　日常生活指導」を参照）。

❷ リンパ浮腫の症状と合併症

A. 症状

　リンパ浮腫が起きても，軽度なうちはほとんど症状がありませんが，

進行するにつれ日常生活にも支障が出てきます (3-6)。できるだけ早い時期のうちにしっかりと治療することがQOLの向上のためにも大切です。

B. 進行度

3-7は，リンパ浮腫の進行度です。

重症になるにつれ，皮膚が硬くなり，いろいろな合併症が出てきます。

3-6 リンパ浮腫の症状

上肢：字が書きにくい
　手が動かしにくい，物をつかみにくい
　重いものが持てない，布団が干せない
　洗濯がしにくい，家事がしにくい
　手に力が入らない，雑巾を絞れない
　服の着替えがしにくい
　ハンドバッグが持てない，包丁を使えない
　以前の洋服が合わない

下肢：歩きにくい
　正座ができない
　立ち上がりにくい
　足が重く，疲れやすい
　長時間立っておれない
　膝が曲げにくい
　靴が履きにくい
　靴が合わない
　トイレが不自由

3-7 リンパ浮腫の進行度

リンパ浮腫の進行度
０期　リンパの輸送障害は存在するが，臨床的に明らかな浮腫を認めない時期
Ⅰ期　指で圧迫して圧痕が残ることで浮腫の確認ができるが，挙上により消失する時期
Ⅱ期　患肢を挙上しても改善しない時期
　　　早期：圧痕が残る
　　　晩期：線維化が起こりしだいに皮膚が硬くなり，圧痕が残らなくなる
Ⅲ期　圧痕が残らず皮膚の合併症を伴う時期
　　　リンパ小疱，リンパ漏，象皮病などを呈する

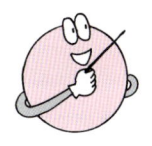

C. 合併症

リンパ浮腫の合併症には次のようなものがあります。

①蜂窩織炎

リンパ浮腫になると，患肢の皮膚は乾燥しやすく，細菌に対する抵抗力も落ち，蜂窩織炎を起こしやすくなります。

感染を起こさない注意と，日頃より保湿剤などを使用して，皮膚に潤いを与えることも大切です。

②リンパ漏（ろう）（3-8）

毛穴や引っかき傷，擦り傷によって生じた皮膚の小さい隙間からリンパ液が滲み出ることがあります。リンパ漏といいますが，感染が起きやすくなります。

消毒などで清潔を保ちつつ，丸めたガーゼなどを枕子（ちんし）として滲み出ている部分にしっかりとした圧迫療法を行います。圧迫療法に効果があると，しだいに漏出するリンパ液が減少し，漏出孔は閉鎖します。

また，リンパ小疱（3-9）ができると，リンパ漏が起こりやすくなります。

③皮膚の乾燥，硬化，象皮病（3-10）

リンパ浮腫が続き，高度になってくると，線維化のために皮膚はしだ

3-8 リンパ漏

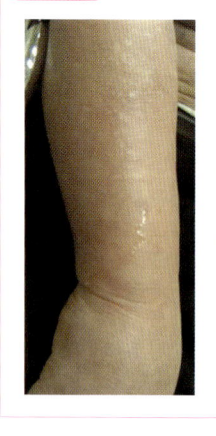

リンパ浮腫では，毛穴や引っかき傷，擦り傷によって生じた皮膚の小さい隙間からリンパ液が滲み出ることがあります。リンパ漏といいますが，蜂窩織炎の原因になります。

3-9 リンパ小疱

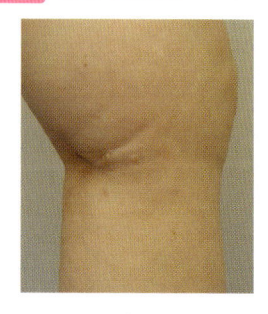

リンパ液を含む水疱です。破れるとリンパ漏となり感染の原因になります。

3-10 皮膚の硬化，象皮病

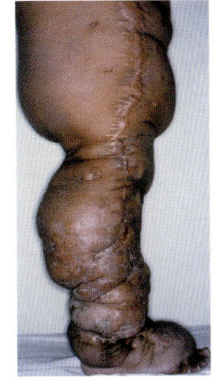

リンパ浮腫が続き，高度になってくると，線維化のために皮膚はしだいに硬くなってきます。さらに硬化が進行し，角化も進むと，ごつごつした皮膚と変形が目立つようになり，いわゆる象皮病とよばれます。

3-11 ステンマーサイン（Stemmer sign）

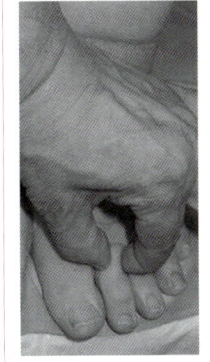

皮膚が硬くなってくると，手の指や足の指の皮膚をつまむことができなくなってきます。これをステンマーサイン陽性といいます。

いに硬くなってきます。

　さらに繰り返す炎症などにより硬化が進行し，角化も進むと，ごつごつした皮膚と変形が目立つようになり，いわゆる象皮病とよばれます。

　　皮膚硬化の診断にステンマー（Stemmer）のサインがあります（3-11）。

④ **リンパ管肉腫**（スチュワート・トレベス症候群：Stewart-Treves syndrome）

　ごくまれにリンパ浮腫に重篤な合併症であるリンパ管肉腫が発生します。

　筆者は経験がありませんが，リンパ浮腫発症から平均10年くらいでみられ，頻度は全リンパ浮腫の0.09％との報告もあります。赤紫色の結節あるいは皮下出血様の紅斑としてみられるそうです。診察時には常に皮膚の変化にも注意し，疑わしいときには皮膚科医による生検が必要です。

第Ⅳ章 リンパ浮腫を予防しましょう

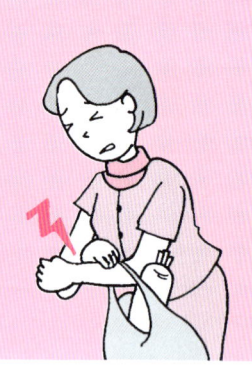

　リンパ浮腫では，なんといってもリンパ浮腫を発生させない予防が大切です。乳がんや子宮がんの手術を受けた後は，多かれ少なかれリンパの流れが悪くなっています。それゆえ，リンパ浮腫が起こらないように，手術後より予防を行う必要があります。

1　日常生活の過ごし方

　現在，リンパ浮腫にどんな予防法がよいのか，はっきりしたエビデンスがありません。そのため，アメリカがん学会なども推奨しているリンパ浮腫を起こす「きっかけ」(2-7) を作らないことが最大の予防法ということになり，次のような日常生活が大切です (4-1)。予防のための日常生活指導は，治療における日常生活指導と同じものです。「第Ⅶ章　日常生活指導」も合わせてお読みいただければ理解がいっそう深まると思います。

A．乳がんなどの手術後に

上肢リンパ浮腫の予防

①腕を過度に使わない

　引越しなどで重いものを運んだり，布団たたきをしたり，ボーリング

4-1 リンパ浮腫を予防しましょう

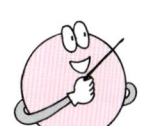

- 腕（脚）を過度に使わない
- 腕を下げた状態での長時間労働を避ける
  （長時間の立位，座位を避ける）
- ケガをしない，炎症を起こさせない，スキンケアを行う
- 局所的に腕（脚）に圧迫，食い込みを起こさせない
- 適度に運動をする

のゲームをした，などの後に発症しています。

②腕を下げた状態での長時間労働を避ける

パソコンや台所仕事，ケーキ作りなどでは定期的に休憩を取りましょう。

③ケガをしない，炎症を起こさせない，スキンケアを行う

ケガ，虫刺され，注射などが原因で炎症が起きると，リンパ浮腫を誘発します。皮膚は乾燥しやすくなっていますので，保湿剤などで潤いを与えることが大切です。

④局所的に腕を圧迫させない

買い物袋を食い込ませたり，きついサポータを避ける。患肢で血圧測定を繰り返さない。

⑤適度に運動をする

適度な腕の運動はリンパ循環を促進させます。挙上して行う手のグーパー運動（上肢挙上グーパー運動）(7-6) はとくにリンパの流れをよくします。

B. 子宮がんなどの手術後に

下肢リンパ浮腫の予防

①脚を過度に使わない

歩き過ぎて，リンパ浮腫が発症した人もいます。

②**長時間の立位，座位の仕事を避ける**

定期的に休憩をとることが大切です。

③**ケガをしない，炎症を起こさせない，スキンケアを行う**

カミソリで向こうずねの部分の毛剃りをして，炎症を起こしリンパ浮腫が発症した人もいます。皮膚は乾燥しやすくなっていますので，保湿剤などで潤いを与えることが大切です。

④**局所的に腕に圧迫，食い込みを起こさせない**

⑤**適度に運動をする**

適度な運動はリンパ循環を促進させます。とくに下肢のリンパ浮腫では，歩行が最適の運動ですが，歩き過ぎには気をつけましょう。

2 手術直後の浮腫

A. 一過性の浮腫

手術直後には，リンパ節を切除したために腕や脚が一過性に腫(は)れることはめずらしくありません。手術直後あるいは手術数日後にみられる軽度の浮腫で，患肢を挙上させ，筋ポンプ作用を促す軽い運動（上肢挙上グーパー運動や歩行），うっ滞を起こさせない生活で通常1週間程度で消失します。それ以上継続したときには，リンパ浮腫としてのマッサージや圧迫療法が必要かもしれません。主治医と相談することになります。

B. 深部静脈血栓症 (4-2)

手術直後に，とくに下肢に浮腫がみられたときには深部静脈血栓症の可能性もあります。下肢やふくらはぎ全体が太くなり，赤紫色に皮膚が変色したり，ふくらはぎの違和感や圧痛がある浮腫ではとくに注意が必要です（1-7）。

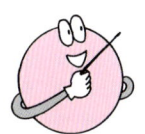

> **4-2 深部静脈血栓症**
>
> 手術直後に，とくに下肢に浮腫がみられたときには深部静脈血栓症の可能性もあります。下肢やふくらはぎ全体が太くなり，赤紫色に皮膚が変色したり，ふくらはぎの違和感や圧痛がある浮腫ではとくに注意が必要です。
> (1-7を参照)

C. 抗がん剤による浮腫

　抗がん剤による治療で手や足に浮腫が起こることもめずらしくありません。浮腫を起こす抗がん剤としては，ドセタキセル（タキソテール®），パクリタキセル（タキソール®）がよく知られています。このときは一般に左右両側が同じ程度にむくみます。程度によって対応しますが，いずれにしても浮腫がみられたときには，主治医に申告しておきましょう。

３ 手術前後の患者さん指導と保険

　2008年4月より，乳がんや子宮がん手術の際に，リンパ浮腫予防について患者指導することにより「リンパ浮腫の予防に対する周術期指導料」が100点つくことになりました。

　リンパ浮腫の説明，どのような日常生活指導が必要か，どんなときに医師を受診するべきか，などを具体的に説明し，リンパ浮腫を予防しようとするものです（第XII章を参照）。このような予防法を講じることで，患者さんの理解が深まり，リンパ浮腫の発症を少なくすることができるものと期待されます。

4 手術後，いつまで予防が必要ですか？

患者さんにとって，手術後いつまでリンパ浮腫を予防しなければいけないのかは大きな関心事です。

手術後，いつリンパ浮腫が発生したのかを調べてみますと，上肢リンパ浮腫，下肢リンパ浮腫ともに同じ結果でしたが，もっとも多いのは6カ月以内で，1年以内に約半数のリンパ浮腫が発症しています(4-3)。しかし，逆にいえば半数の人は手術を受けて1年以上経ってからリンパ浮腫が起きたことになります。なかには手術から30年以上経ってリンパ浮腫になった人もいます。

つまり，リンパ浮腫の予防は手術後一生続ける必要があることになります。それだけに，無理なく長期間継続できるように，生活のなかに予防法を取り入れてしまうことが非常に大切ということになります(4-4)。

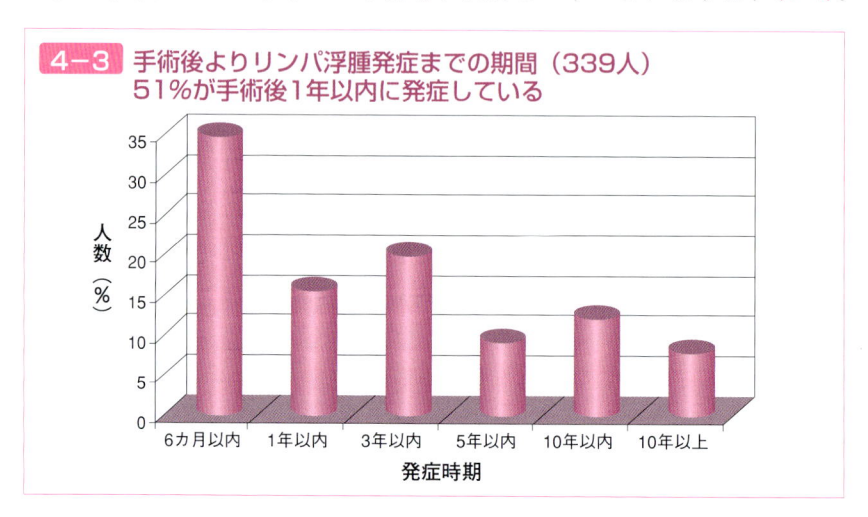

4-3 手術後よりリンパ浮腫発症までの期間（339人）
51％が手術後1年以内に発症している

（棒グラフ：発症時期別の人数（％）
- 6カ月以内：約36
- 1年以内：約17
- 3年以内：約22
- 5年以内：約11
- 10年以内：約14
- 10年以上：約10）

4-4 予防法を生活のなかに！

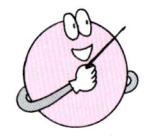

リンパ浮腫の予防は，手術後ずっと続ける必要があります。それだけに，無理なく長続きするように，生活のなかに予防法を上手に取り入れてしまうことが非常に大切ということになります。

第 V 章
早期発見と早期治療が大切です

　リンパ浮腫は見た目ばかりではなく，進行すると重い，だるいといった症状，関節のこわばり，蜂窩織炎などが起こり日常・社会生活に制約を受けるようになります。このため早期発見，早期治療が大切です。早い時期より治療することにより，いっそう優れた治療効果が得られます。

　手術後に，次のようなことに気づいたときには，リンパ浮腫かもしれません。主治医やセラピストに相談することをお勧めします（5-1）。

5-1　手術後の注意

こんなときには，リンパ浮腫の始まりかもしれません。主治医やセラピストに相談しましょう。

- 腕や脚が疲れやすく，重いと感じるとき
- 腕や脚の関節が動かしにくい，曲げにくいと感じるようになったとき
- 靴や指輪・ブレスレット・時計が合わない，きついと感じるとき
- 洋服やズボンがピッタリしなくなってきたとき
- 反対側に比べて，腕や脚が太くなったり，しわがなくなってきたとき
- 手や足の皮膚が発赤し，痛みや熱感を伴うとき（このときは炎症のサインかもしれません）

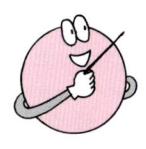

第Ⅵ章 リンパ浮腫の治し方

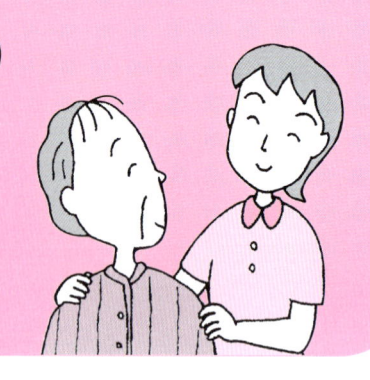

1 治療のめざすところ

　リンパ浮腫の治療の目的は，まず第一に患肢を細くすることですが，治療効果が出てくると，患肢の皮膚はやわらかくなり，関節も動かしやすくなります (6-1)。また外観もよくなり，蜂窩織炎が少なくなり，また象皮病への進行を防ぎます。

　つまり，リンパ浮腫の治療は，浮腫を軽減させ，日常・社会生活におけるQOLを高めることに加えて，蜂窩織炎を起こしにくくし，また進行させないようにすることにあります。少なくとも現状維持ということになります (6-2)。

　現在，リンパ浮腫では手術も報告されていますが，多くは保存的に治療されています。

2 複合的理学療法

　保存的治療では，2003年に国際リンパ学会が発表した治療指針が世界で広く使用されています (6-3)。

　この治療指針のなかで，複合的理学療法が中心的な治療法として紹介

第Ⅵ章 リンパ浮腫の治し方

6-1 しゃがむことができます

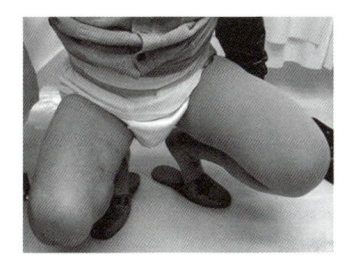

リンパ浮腫の治療で，患肢の皮膚や関節がやわらかくなり，今までできなかったしゃがみこむこともできるようになりました。

6-2 リンパ浮腫の治療目的

リンパ浮腫治療の目的は，
QOLを高めること，
合併症や増悪を防ぐこと，
外観をよくすること，
にあります。

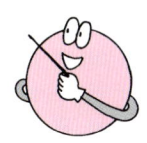

6-3 国際リンパ学会のリンパ浮腫治療指針

（国際リンパ学会治療コンセンサス，2003）

1．理学療法
　　・複合的理学療法
　　　　第1期：集中治療期（入院）
　　　　　　　スキンケア
　　　　　　　用手的リンパ誘導マッサージ
　　　　　　　圧迫下での運動
　　　　　　　弾性包帯によるラッピング
　　　　第2期：維持治療期（通院）
　　　　　　　弾性ストッキング・スリーブ
　　　　　　　スキンケア
　　　　　　　圧迫下での運動
　　　　　　　必要時に用手的リンパ誘導マッサージ
　　・間欠的空気圧迫法（IPC）
　　・患肢挙上　など
2．薬物療法
3．心理・社会的支援

されています。
　複合的理学療法は，スキンケア，圧迫療法，用手的リンパ誘導マッサージ（リンパドレナージ），圧迫下の運動の4つからなっていますが (6-4)，

圧迫療法のうち主として入院して行う第1期では弾性包帯が使われ、引き続き通院治療として行われる第2期では弾性ストッキング・スリーブが使用されています。

しかし、国際リンパ学会などが推奨する保存的治療では、この複合的理学療法に加えて患肢の挙上や肥満の軽減などが強調されています。

> **6−4 複合的理学療法**
>
> 複合的理学療法は、次の4つから成り立っています。
>
> ● スキンケア
> ● 用手的リンパ誘導マッサージ（リンパドレナージ）
> ● 圧迫療法
> ● 圧迫下での運動

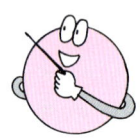

とくに、日常・社会生活を送りながら行う第2期の通院治療では、複合的理学療法の4項目に加えて、日常・社会生活のなかでリンパの流れをよくするような、そしてリンパ浮腫を軽減させるような生活を送ることが非常に大切となってきます。

❸ リンパ浮腫の具体的な通院治療

ほとんどのリンパ浮腫が通院で治療される日本では、通院治療の充実が非常に重要となってきます。通常の日常生活や仕事などの社会生活を過ごしながらリンパ浮腫の治療を行っていくためには、継続させる意味でも生活習慣のなかに治療をうまく組み込んでしまうことが大切です。

そのためには、「日常生活の過ごし方」が非常に重要になります。

つまり、リンパ浮腫の通院治療では、複合的理学療法の4項目に加えて「患肢を挙上する」や「患肢の過度の使用、運動を避ける」「長時間の立位を避ける」などの項目もまた大切ということになります。これらの項目はすべて日常生活を過ごすうえで重要な項目で、「日常生活指導」のなかに包括されます。

上記のことから、リンパ浮腫の治療では複合的理学療法が中心ですが、

> **6-5 リンパ浮腫の通院治療（複合的治療）**
>
> ①日常生活指導
> 　・浮腫の増悪を防ぎ，軽快をはかる生活
> 　　　患肢の挙上，長時間の立位・座位を避ける，圧迫下の運動，患肢の挙上，など
> 　・炎症（蜂窩織炎）を起こさせない生活
> 　　　スキンケア，やけど・虫刺されに気をつける，など
> ②リンパ誘導マッサージ
> ③弾性ストッキング・スリーブ
> 　（①の日常生活指導のなかに，圧迫下の運動，スキンケアが含まれます）

　とくに通院治療では，①日常生活指導，②圧迫療法，③リンパ誘導マッサージの3つが基本になり（6-5），①の日常生活指導のなかには，スキンケア，圧迫下の運動はもちろんですが，リンパの流れを悪くせずに，逆によくする生活の過ごし方が含まれます。

　厚労省委託事業・リンパ浮腫研修委員会の合意事項（2009）では，この3つを複合的治療とよんでいます。

4　セルフケア

　通院治療では，患者さん自身がほとんどの治療を自宅で行うことになります。つまりセルフケアですが，セルフケアができるようにその重要性と方法をしっかりと理解してもらうことが非常に大切になります（6-6）。

> **6-6 セルフケアが非常に大切**
>
> 通院治療では，セルフケアが大切です。

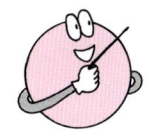

第VII章
日常生活指導——
リンパ浮腫の治療では，こんな生活が大切です

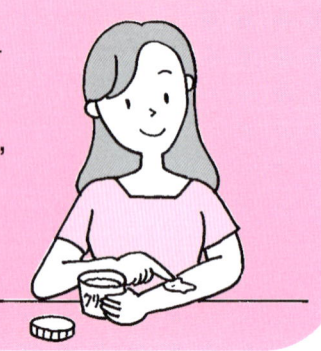

❶ 日常生活指導の基本

　日常生活指導は，第IV章「リンパ浮腫を予防しましょう」と重なりますが，リンパ浮腫の治療のうえでもっとも基本となるものです。

　7-1は，リンパの流れを悪くしたり，逆によくしたりする項目です。日常生活では，リンパの流れを悪くする項目を避け，リンパの流れをよくするように心がけ，また弾性ストッキング・スリーブでうっ滞を起こさせないようにし，リンパ誘導マッサージでリンパの流れを促進させるようにしましょう。

7-1 リンパ還流をよくするもの，悪くするもの

こんなときにはリンパの流れが悪くなります。	こんなときにはリンパの流れが促進されます。
・リンパ管，リンパ節の障害 ・リンパうっ滞を起こす長時間の立位・座位 ・局所的な締め付け ・炎症 ・局所の過度の温熱，過度の運動	・適度な運動，マッサージ ・四肢の挙上 ・圧迫（弾性ストッキング・スリーブ，弾性包帯） ・深呼吸

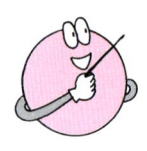

> **7-2 日常生活指導**
>
> 日常生活指導は，大きく2つに分けられます。
> ・浮腫の増悪を防ぎ，軽減をはかる日常生活
>   　圧迫下の運動
>   　患肢挙上
>   　長時間の立位や座位を避け，過度あるいは反復する患肢の使用を制限
>   　肥満の軽減
> ・炎症（蜂窩織炎）を起こさせない生活
>   　外傷や虫刺されに気をつけ，水虫や湿疹などは積極的に治療し，保湿剤などによるスキンケア

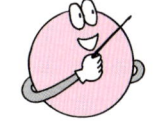

2　日常生活指導では2つのことが大切です

　具体的な日常生活の指導内容は次の2つからなります（7-2）。

　1つは「浮腫の増悪を防ぎ，軽減をはかる日常生活」で，他の1つは「炎症（蜂窩織炎）を起こさせない生活」です。

　前者には，圧迫下の運動や患肢挙上を奨励し，長時間の立位や座位を避け，過度あるいは反復する患肢の使用を制限することなどが含まれます。後者として，外傷や虫刺されに気をつけ，水虫や湿疹などは積極的に治療し，保湿剤などによるスキンケアを徹底することが大切です。

　しかし，あれもいけない，これもいけないといった禁止事項を多くしてしまうと長続きしません。日常生活のなかに無理なく少しずつ溶け込ませるようにすることで，継続した治療が可能となります。

3　上肢リンパ浮腫への日常生活指導の実際

A. リンパ浮腫の増悪を防ぎ，軽減をはかる日常生活

・長時間，腕を下げた状態にしないこと（7-3）。
　　台所仕事やパソコンでは1時間に5分程度の休みを定期的にとるようにしましょう。休息時には，可能であれば腕を挙上させるとよいでしょう。

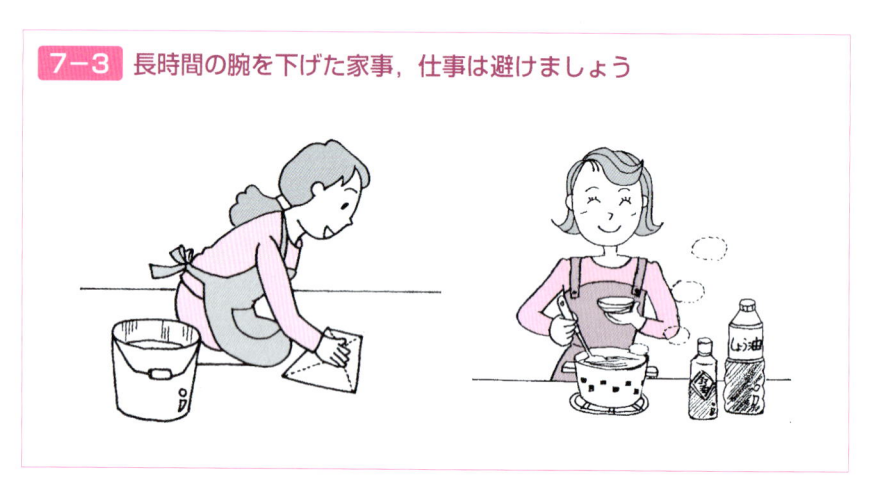

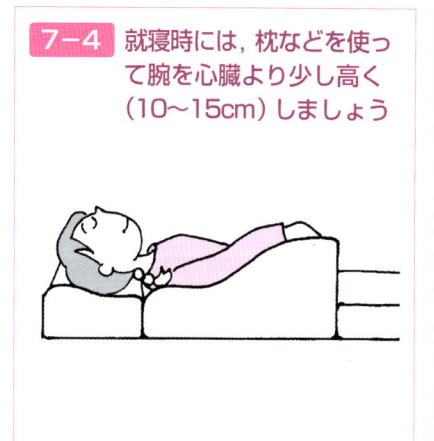

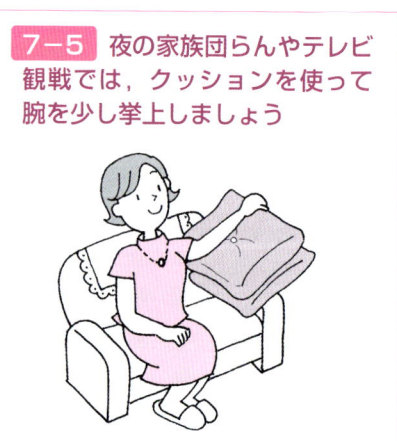

7-3　長時間の腕を下げた家事，仕事は避けましょう

7-4　就寝時には，枕などを使って腕を心臓より少し高く（10〜15cm）しましょう

7-5　夜の家族団らんやテレビ観戦では，クッションを使って腕を少し挙上しましょう

7-6 適度な運動を行いましょう

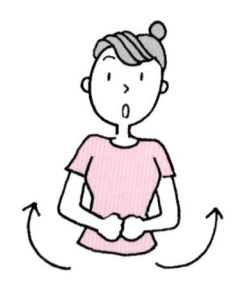

腕を前におき，息を大きく吸い始める

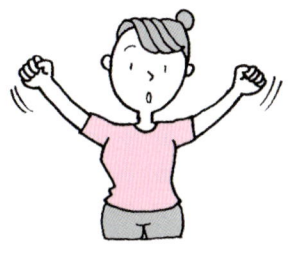

息を吸いつつ，腕を広げ，広げたところで，息を止め，こぶしをしっかりにぎる

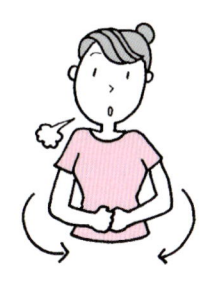

息を吐きつつ，力を抜きながら，腕をゆっくりと元に戻す

上肢のリンパの流れを促進させる運動として，上肢挙上グーパー運動があります。10回ずつ朝夕2回行います（Moseley AL et al, Lymphology, 2005）。

- 就寝時には，枕などを使って腕を心臓より高くしましょう（7-4）。

  挙上は心臓より少し高い程度（10～15cm）で十分です。あまり高くすると，肩や肘のあたりが余計にむくんできます。重症のリンパ浮腫でなければ，寝入ってしまってから，枕がどこかに行ってしまっても構いません。その日にできたむくみがとれればよいのです。

- 夜の家族団らんやテレビ観戦では，クッションを使って腕を挙上しましょう（7-5）。

- 適度な運動を行いましょう。

  適度な運動は，リンパの流れを促進させます。しかし，運動時には必ず弾性スリーブをつけてください（圧迫下の運動）。圧迫をしないで運動をすると浮腫は増悪します。

  上肢のリンパの流れを促進させる運動としては，腕を挙上しての手指の開閉運動などがあります（7-6）。

7-7 引越しなどで重いものを持ったり，運んだりなどの使い過ぎはリンパ浮腫を悪化させます

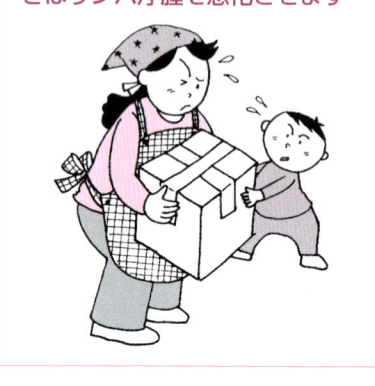

7-8 症状に合わせてスポーツを行う。大きく腕に負担のかかるウエイト・リフティングや鉄棒などは好ましくありません

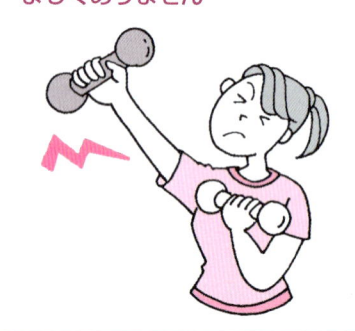

- 腕へ過度に負担をかけたり，使い過ぎないようにしましょう。

　顔を洗ったり，髪の毛をすいたりなどの日常生活の動作は積極的に行ってください。手術後のリハビリになりますし，適度な運動はリンパの流れを促進させます。

　しかし，重いものを持ったり，運んだりなどの使い過ぎはリン

7-9 プールなど水の中の運動は，水圧で腕が適度に圧迫されますのでリンパ浮腫に適した運動です

パ浮腫を悪化させます（7-7）。荷物を運ぶときには反対の手で行うか，両手で持ってください。孫や子どもの世話，お年寄りの介護では，ついつい無理をしがちです。自分のペースを上手に守ってください。布団たたきのような，腕を強く繰り返し使う運動も避けましょう。

- 症状に合わせてスポーツを行いましょう。

　大きく腕に負担のかかるウエイト・リフティングや鉄棒などは好ましくありません（7-8）。

> **7-10** 腕を締め付ける衣類や下着，窮屈な服装，局所的に締め付けるバンドやきついサポーター，買い物袋は避けましょう。買い物袋は反対側の腕で持つようにしましょう

> **7-11** 長時間の飛行機に乗るときには必ず弾性スリーブをつけてください。また，ときどき腕を挙げて，手指のグーパー運動（7-6）を行うとよいでしょう

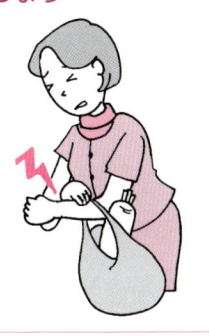

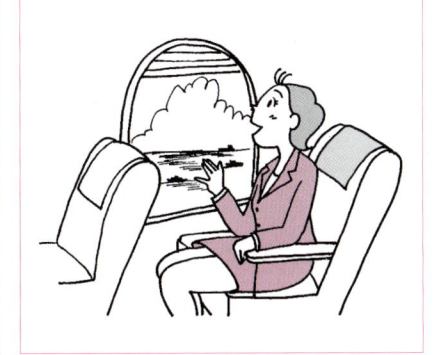

　遠心力がかかり腕の血液の心臓への戻りを悪くさせますので，円を描いて大きく腕を振り回すテニス，ゴルフなどの運動は気をつけながら行ってください。どのレベルまで行ってよいか，医師やセラピストと相談して決めてください。

　「適度な運動量」は，人によって違います。運動中や運動後に腕のだるさが出てこない程度で，また浮腫が悪化しない程度がよいことになります（13-21）。

・プールなど水の中の運動は，水圧で腕が適度に圧迫されますのでリンパ浮腫に適した運動です（7-9）。

　しかし，海での海水浴では傷があると蜂窩織炎を起こすことがあります。転倒したりしてケガをしないように十分気をつけてください。また，長時間水の中にいると皮膚がふやけてきます。

・腕を局所的に締め付けない，圧迫しない。

　腕を締め付ける衣類や下着，窮屈な服装，局所的に締め付けるバンドやきついサポーターは避けましょう。

　買い物袋は反対側の腕で持つようにしましょう（7-10）。

7-12 お風呂, 温泉, サウナでは, 熱い温度での長湯は避けましょう

7-13 肥満はリンパ浮腫の大敵です

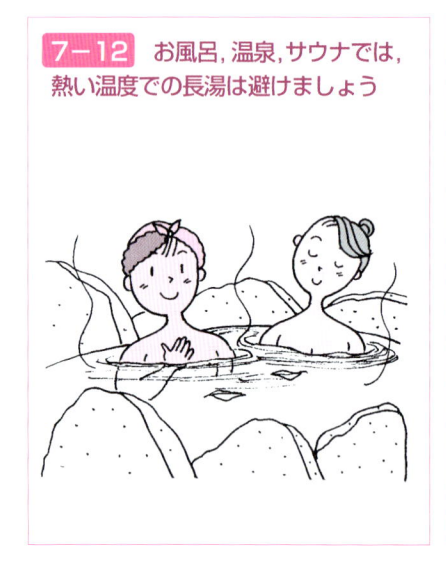

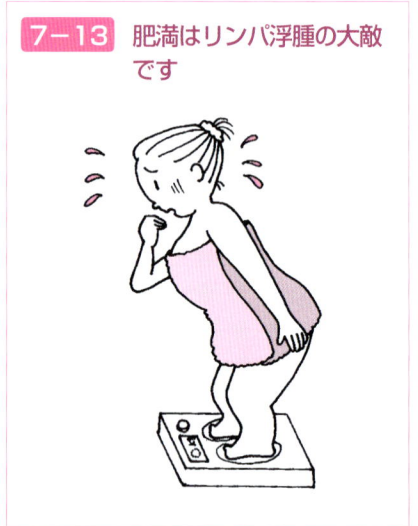

血圧は反対の手で測りましょう。もし腕が両方ともリンパ浮腫になっているときには, そっと測るか, 足で血圧を測ることになります。

・海外旅行と飛行機。

　リンパ浮腫があっても, 海外旅行をおおいに楽しんでください (7-11)。しかし, 飛行機の中は気圧が低く, また長い時間, じっと動かないでいることになりますので, 浮腫が増悪することがあります。

　ですから, 飛行機に乗るときには必ず弾性スリーブをつけてください (13-19)。また, ときどき腕を挙げて, 手指のグーパー運動 (7-6) を行うとよいでしょう。

　お風呂, 温泉, サウナでは, 熱い温度での長湯は避けてください (7-12)。手や足にいく血液が増え, 浮腫が強くなります。また長湯は, 手や足の皮膚がふやけてしまいます。

　サウナや岩盤浴も同じですが, やけどや, 転倒したりしてケガをしないようにしましょう。

・肥満に気をつけましょう。

　肥満はリンパ浮腫の大敵です (7-13)。肥満で運動不足になると,

第Ⅶ章　日常生活指導

7-14 リンパ浮腫の治療では，スキンケアが非常に大切です

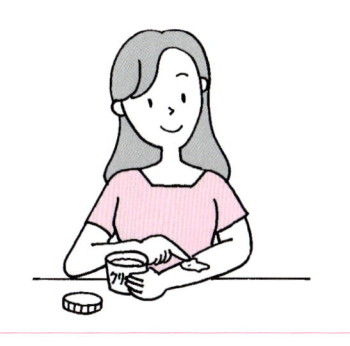

7-15 ガーデニングでは，虫刺されや，傷を作らないよう気をつけましょう

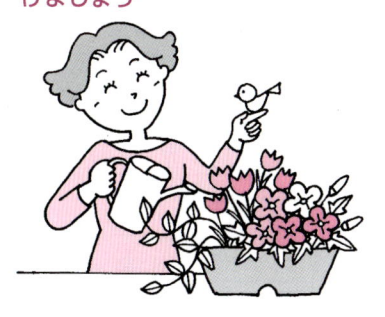

筋ポンプ作用が働かず浮腫は強くなります。呼吸ポンプ作用も働きにくくなります。高度な脂肪蓄積により，リンパ管が圧迫されるかもしれません。

・患肢の太さを測ってみましょう。

　定期的に巻尺で患肢の太さを測ってみると，浮腫の推移がわかります。測る部位は腕では，手，手首，前腕，上腕とします（Q&A：13-5〜13-8）。いつも決まった部位を測定するようにします。しかし，太さは，朝と夕方で違いますし，測定誤差もあります。あまり神経質にならないほうがよいでしょう。

B. 炎症（蜂窩織炎）を起こさせない日常生活

　リンパ浮腫の治療では，蜂窩織炎を起こさせない生活が非常に大切です。

・腕や手を常に清潔にし，皮膚に潤いを与えるようにします（7-14）。

　リンパ浮腫になっている腕は乾燥しがちです。乾燥した皮膚は細菌に対する抵抗力がなくなり炎症を起こしやすくなります。

　石鹸は，薬用石鹸など刺激性の少ないものを選びましょう。

・直射日光を避けましょう。

7-16 やけどやケガに気をつけましょう

7-17 かゆいからといって、ボリボリと爪をたてて掻くのは厳禁です

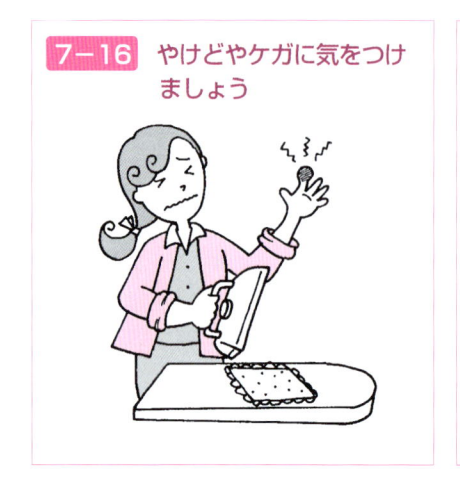

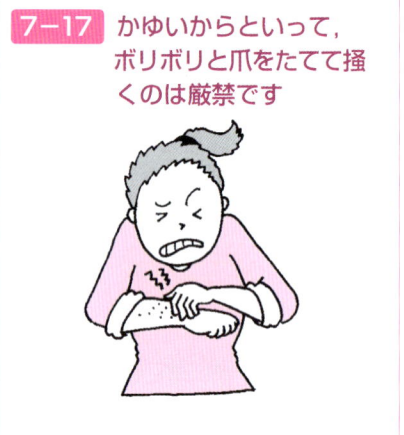

　紫外線で皮膚をいためないでください。日差しが強いときには、日焼け止めクリームを使いましょう。

・ガーデニングの際には気をつけましょう。
　　直射日光に気をつけ、虫に刺されないよう、またケガをしないようにしましょう (7-15)。土いじりでは、傷を作らないように手袋も必要です。

・ケガややけど、虫刺されに気をつけましょう (7-16)。
　　犬や猫などのペットはわれわれの生活に潤いを与えてくれます。しかし、噛まれたり引っ掻かれないように気をつけましょう。

・水虫や湿疹はしっかりと治しましょう。
　　かゆいからといって、ボリボリと爪をたてて掻くのは厳禁です (7-17)。

・深爪、逆むけに気をつけましょう。

・患肢には、お灸・はりをしないようにしましょう。

・患肢への静脈注射、採血を避けましょう (7-18)。
　　原則として、すべて反対側の腕で受けてください。

・体毛を剃るときには電気カミソリを使いましょう。

・ときどき自分で患肢をよく観察し、傷や湿疹などがないか観察しま

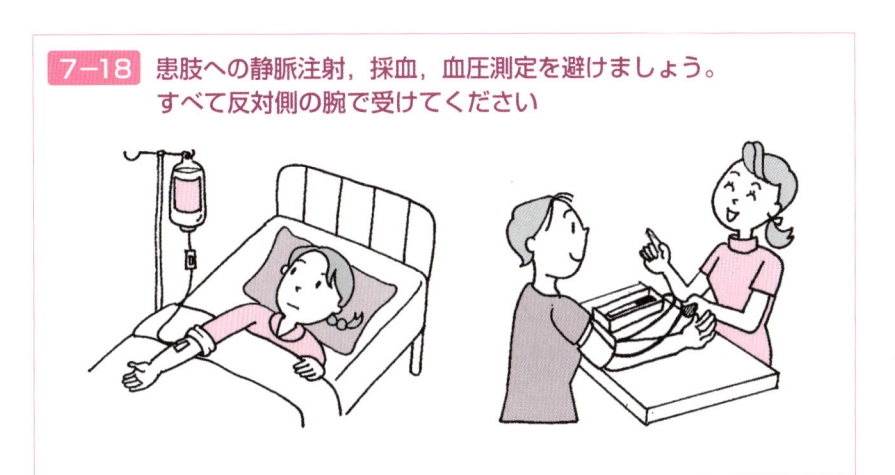

7-18　患肢への静脈注射，採血，血圧測定を避けましょう。
すべて反対側の腕で受けてください

しょう。医師の定期的な診察も大切です。
・疲労，ストレスを避けましょう。
　疲労やストレスが重なると，蜂窩織炎が起こりやすく，リンパ浮腫の増悪につながります。できるだけ疲労が残らない，ストレスの少ない生活を心がけましょう。

4　下肢リンパ浮腫への日常生活指導の実際

A.　リンパ浮腫の増悪を防ぎ，軽減をはかる日常生活

・長時間の立ち仕事やすわり仕事，長時間の運転など，脚を長い時間下げた状態にしないこと（7-19）。
　立ち仕事の合間には1時間に5分程度の休みを定期的にとるようにしましょう。休息時には，可能であれば脚を挙上させるとよいでしょう。
・就寝時には，枕などを使って脚を心臓より高くしましょう（7-20）。
　挙上は心臓より少し高い程度（10～15cm）で十分です。あまり高くすると，お尻や太もものあたりが余計にむくんできます。

7-19 長時間の立位,座位を避けましょう

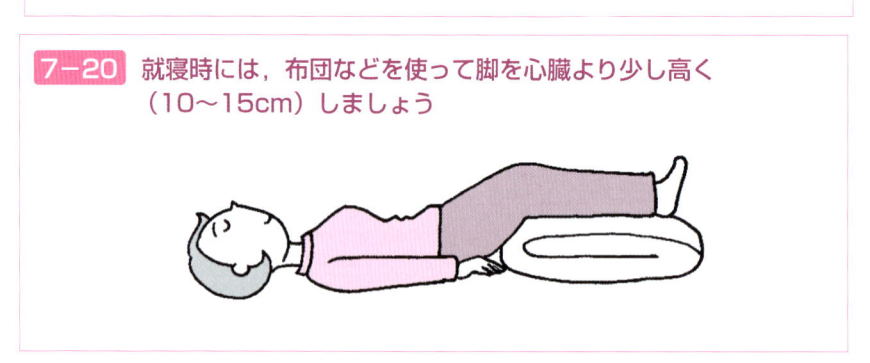

7-20 就寝時には,布団などを使って脚を心臓より少し高く(10〜15cm)しましょう

　膝の下にも小さな枕を入れると脚は疲れません。高度のリンパ浮腫でなければ,寝入ってしまってから枕がどこかにいってしまってもかまいません。その日に生じたむくみがとれればよいのです。

・**適度な運動を行う。**

　適度な運動は,リンパの流れを促進させます。しかし,運動時には必ず弾性ストッキングをつけてください(圧迫下の運動)。圧迫をしないで運動をすると浮腫は増悪します。

　下肢のリンパの流れを促進させる適度な運動は,歩行です(7-21)。また空中自転車こぎ運動もリンパの流れをよくしますが,かなり激しい運動ですので,決して無理をしないでください(7-22)。

・**脚へ過度に負担をかけたり,使い過ぎないようにしましょう**(7-23)。

第Ⅶ章　日常生活指導

7-21 歩くことは非常によいことです。しかし，歩き過ぎには気をつけてください。また，歩くときには必ず弾性ストッキングを履いてください（圧迫下の運動）

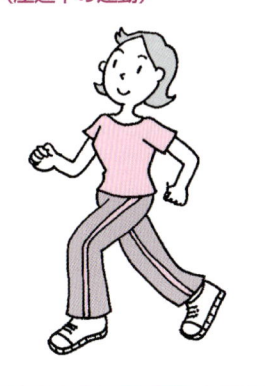

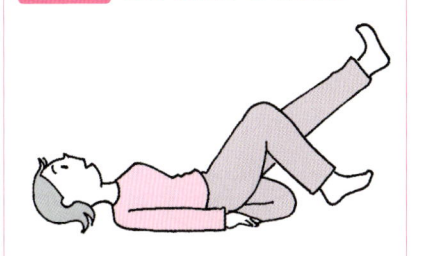

7-22 空中自転車こぎ運動

空中自転車こぎ運動は，リンパの流れをよくしますが，かなりきつい運動ですので決して無理をしないでください。太ももにリンパ液がたまらないように，腰からお尻にかけ小さいクッションなどをいれ，腰を少し高くします。

7-23 脚に過度の負担をかけないようにしましょう

歩行は積極的に行ってください。しかし，歩き過ぎはかえってリンパ浮腫を悪化させます。何でもほどほどが一番です。

- **症状に合わせてスポーツを行う。**

大きく脚に負担のかかるウエイト・リフティングや険しい山登りなどは好ましくありません。

適度な運動はおおいに行ってほしいと思いますが，どのレベルまで行ってよいか，医師やセラピストと相談して決めてください。

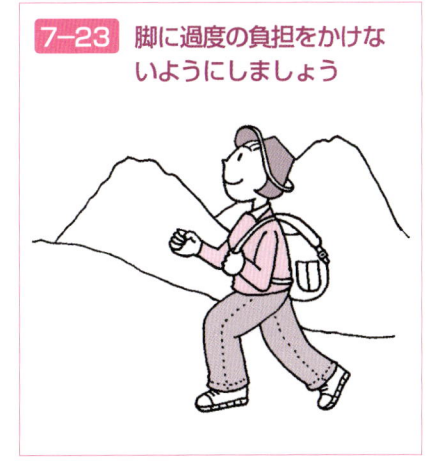

「適度な運動量」は，人によって違います。運動中や運動後に脚のだるさが出てこない程度で，また浮腫が悪化しない程度がよいでしょう。

- **プールなど水の中の運動は，水圧で脚が適度に圧迫され，また浮力で体重負荷もかかりませんので，リンパ浮腫に適した運動です。**

7-24 プールや海水浴ではケガをしないように気をつけてください。とくに海水浴では素足で歩かないようにしましょう

7-25 正座は厳禁です

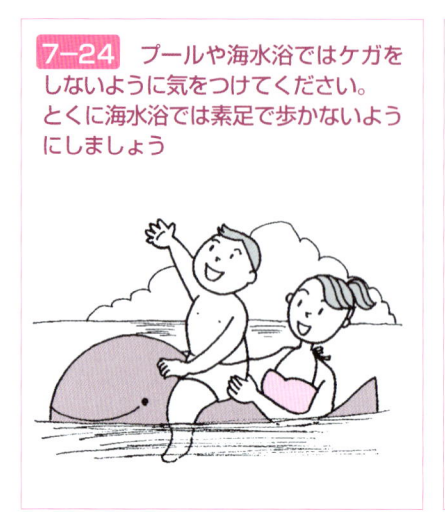

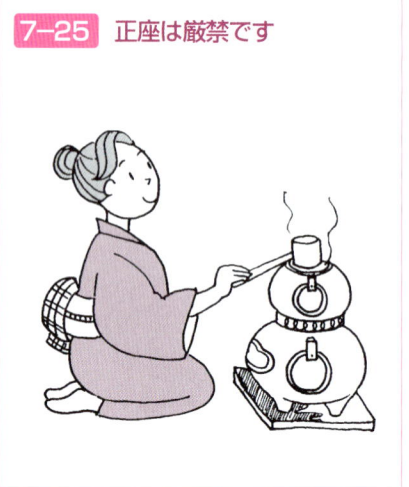

　しかし，海での海水浴では傷があると蜂窩織炎を起こすことがあります（7-24）。転倒しないように，また素足では歩かないなどケガをしないように十分気をつけてください。また，長時間水の中にいると皮膚がふやけてきます。

・**脚を局所的に締め付けない，圧迫しない**。

　脚を締め付ける衣類や下着，窮屈な服装，局所的に締め付けるバンドやきついサポーター，靴下は避けましょう。

　正座は厳禁です（7-25）。長時間，足を組むのも避けたほうがよいでしょう。

・**海外旅行と飛行機**。

　リンパ浮腫があっても，海外旅行をおおいに楽しんでください（7-26）。しかし，飛行機の中は気圧が低く，また長い時間，じっと動かないでいることになりますので，浮腫が増悪することがあります。

　飛行機に乗るときには必ず弾性ストッキングをつけてください（13-19）。また，ときどき足関節の背底屈運動を行うとよいでしょう（7-27）。

・**お風呂，温泉，サウナ，岩盤浴**。

第Ⅶ章　日常生活指導

7-26 長時間の飛行機に乗るときには必ず弾性ストッキングをつけてください。また，ときどき足首の屈伸運動を行ってください

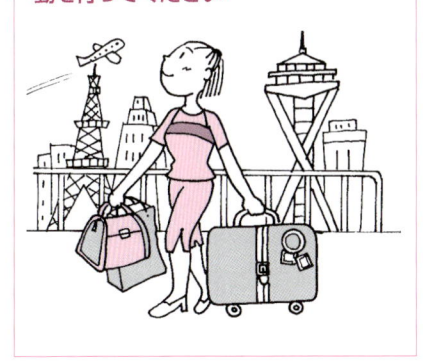

7-27 足首の運動

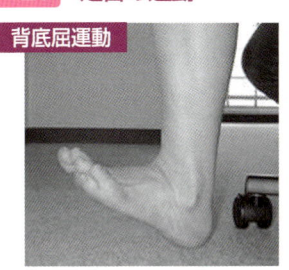

背底屈運動

足の筋ポンプ作用を増強させるもっともよい運動は，足関節の背底屈運動です。力強く足関節を手前に曲げ（背屈運動），ついで足のかかとを上げます（底屈運動）。

お風呂，温泉，サウナでは，熱い温度での長湯は避けてください（7-28）。手や足にいく血液が増え，浮腫が強くなります。また長湯は，手や足の皮膚がふやけてしまいます。

サウナや岩盤浴も同じですが，やけどや，転倒したりしてケガをしないようにしましょう。

7-28 お風呂，温泉，サウナでは，熱い温度での長湯は避けましょう

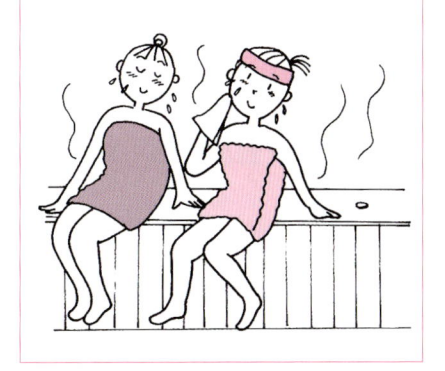

・肥満に気をつけましょう。

　肥満はリンパ浮腫の大敵です。肥満で運動不足になると，筋ポンプ作用が働かず浮腫は強くなります。高度な脂肪蓄積により，リンパ管が圧迫されるかもしれません。

・患肢の太さを測ってみましょう。

　定期的に巻尺で患肢の太さを測ってみると，浮腫の推移がわかります。測る部位は脚では，足部，足関節，ふくらはぎ，大腿とし，いつも

7-29 脚を常に清潔にし，皮膚に潤いを与えるようにしましょう

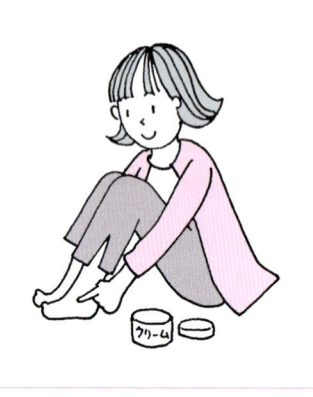

7-30 お庭でガーデニングの際には，直射日光に気をつけ，虫に刺されないよう，またケガをしないようにしましょう。土いじりでは，傷を作らないように，また素足で歩かないようにしましょう

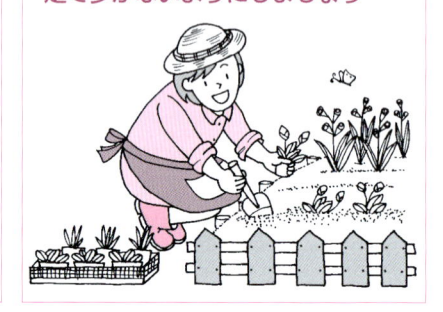

決まった部位を決まった時間に測定するようにします（Q&A：13-5〜13-8）。しかし，太さは朝と夕方で違うのはもちろん，測定誤差もあります。少しの違いには，あまり神経質にならないほうがよいでしょう。

B. 炎症（蜂窩織炎）を起こさせない日常生活

リンパ浮腫の治療では，蜂窩織炎を起こさせない生活が非常に大切です。

・**脚を常に清潔にし，皮膚に潤いを与えるようにします**（7-29）。

　リンパ浮腫になっている腕は乾燥しがちです。乾燥した皮膚は細菌に対する抵抗力がなくなり炎症を起こしやすくなります。

　石鹸は，薬用石鹸など刺激性の少ないものを選びましょう。

・**直射日光を避けましょう。**

　紫外線で皮膚をいためないでください。日差しが強いときには，日焼け止めクリームを使いましょう。

・**ガーデニングの際には気をつけましょう。**

　直射日光に気をつけ，虫に刺されないよう，またケガをしないよう

7-31 犬や猫などのペットに噛まれたり，引っ掻かれないように気をつけましょう

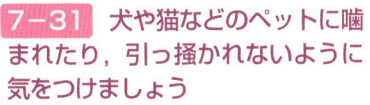

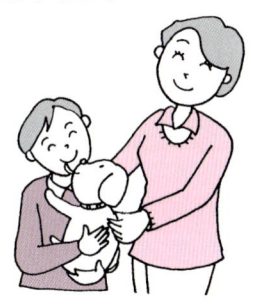

7-32 水虫はしっかりと治しましょう

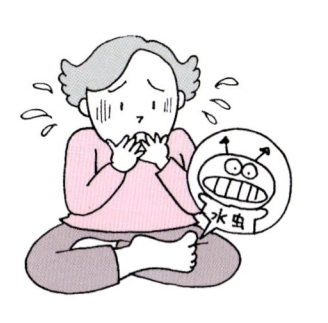

7-33 靴ずれを起こさないよう，靴にも気をつけましょう

にしましょう（7-30）。

　土いじりでは，傷を作らないように裸足で歩かないようにします。

・ケガややけど，虫刺されに気をつけましょう。

　犬や猫などのペットはわれわれの生活に潤いを与えてくれます。しかし，噛まれたり引っ掻かれないように気をつけましょう（7-31）。

・水虫や湿疹はしっかりと治しましょう（7-32）。

　かゆいからといって，ボリボリと爪をたてて掻くのは厳禁です。

・深爪，逆むけ，靴擦れに気をつけましょう（7-33）。
・患肢には，お灸・はりをしないようにしましょう。
・体毛を剃るときには電気カミソリを使いましょう。
・ときどき自分で患肢をよく観察し，傷や湿疹などがないか観察しましょう。医師の定期的な診察も大切です。

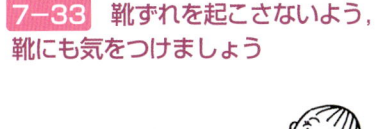

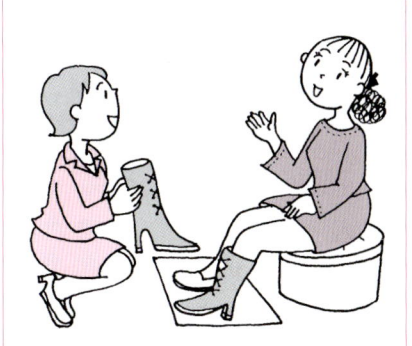

・疲労，ストレスを避けましょう。

疲労やストレスが重なると，蜂窩織炎が起こりやすく，リンパ浮腫の増悪につながります。できるだけ疲労が残らない，ストレスの少ない生活を心がけましょう。

5 こんなときには，すぐに医療機関を受診しましょう

―― 増悪を防ぐために ――

リンパ浮腫の患者さんの治療中に，次のようなことが起こったら医療機関を受診することを勧めておきます（7-34）。リンパ浮腫の悪化を防ぐために大切です。

a. **傷やケガをしたとき**

きちんとした消毒が必要で，必要に応じて抗生物質が投与されます。

b. **皮膚がびまん性あるいは斑点状に発赤したとき**

蜂窩織炎のはじまりの可能性もあります。

c. **浮腫の増悪をみたとき**

リンパ浮腫が悪化してきたのかもしれません。

d. **だるさ，痛みなどの症状が強くなったとき**

リンパ浮腫の悪化が心配です。

7-34 こんなときには，医療機関を受診しましょう

- 傷やケガをしたとき
- 皮膚がびまん性あるいは斑点状に発赤したとき
- 浮腫の増悪をみたとき
- だるさ，痛みなどの症状が強くなったとき

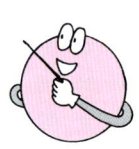

第Ⅷ章 弾性ストッキング・弾性スリーブの選び方，使い方

　リンパ浮腫といえばすぐに弾性ストッキングが思い浮かぶくらいリンパ浮腫の治療において弾性ストッキング・スリーブは欠かすことができないものですが，2005年4月からは弾性ストッキング，弾性スリーブは医療機器に指定されています。また，2008年4月からは，がん治療後に起きたリンパ浮腫の治療に弾性ストッキング・スリーブが保険適応になりました。

　しかし，弾性ストッキング・スリーブは，正しく，慎重に使わないと目的とする治療効果が得られず，かえって合併症を引き起こしてしまいます（8-1）。

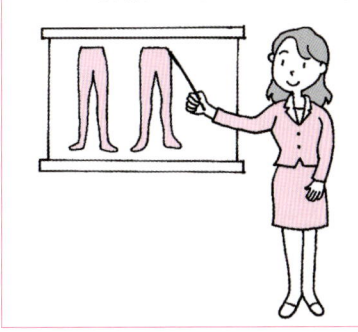

　また弾性ストッキング，弾性スリーブには，圧迫圧，サイズ，形などに多くの種類があります。正しく選ばないと治療効果が出ないばかりか，患者さんに不快感を与え，継続使用がむずかしくなります。

　経過を観察し，患者さんの訴えを聞きながら，適宜弾性ストッキング，弾性スリーブを変更していくことも必要となります。それだけに，リンパ浮腫治療に携わる人には，弾性ストッキングや弾性ス

> **8-1　弾性ストッキング・スリーブは正しく，慎重に使いましょう**
>
> 　弾性ストッキング・スリーブは，正しく，慎重に使わないと目的とする治療効果が得られず，かえって合併症を引き起こします。

リーブに対する豊富な知識と経験が要求されます。

1 弾性ストッキングの種類と選び方

A. いろいろな種類の弾性ストッキングがあります

弾性ストッキングにはいろいろな種類があり（8-2），それぞれに長所と短所があります。上手に使い分けるとよいでしょう。

選択する基準は，浮腫の程度や範囲に加えて，着脱の容易さ，着用時の不快感（蒸し暑さ，着用感，ずり落ちなど），ファッション性，価格などを参考にしますが，それぞれのストッキングには次のような特徴があります。

ハイソックスタイプ

膝下までの長さのストッキングで，履いたり脱いだりが比較的容易です。また，履いているときの蒸し暑さが少なく，ずり落ちにくく，値段が安いという利点があります。

しかし，リンパ浮腫の多くは大腿部にも浮腫がありますので，リンパ浮腫ではハイソックスタイプが使用される機会はあまり多くありません。

ストッキングタイプ

大腿までの長さのストッキングで大腿部も圧迫できますが，ずり落ちやすいという大きな欠点があります（8-3）。しかし，比較的着脱が容易で，蒸し暑さなどの着用中の不快感も少なく，値段も安いため，ずり落ちにくくさせる工夫をしながら広く使われています（8-4）。

ベルト付き片足ストッキング（ウエストベルト付きストッキング）

ずり落ちにくくさせるためストッキングタイプに腰ベルトが付いているタイプです。

ストッキングタイプよりも高価で，腰に巻くベルトをうっとうしいと感じる人もいますが，パンストタイプよりも着脱が容易で，蒸し暑さも少ないため，筆者らは片脚だけのリンパ浮腫には一番多く使用しています。男性にも適しています。

第Ⅷ章　弾性ストッキング・弾性スリーブの選び方，使い方

8-2 弾性ストッキングの種類

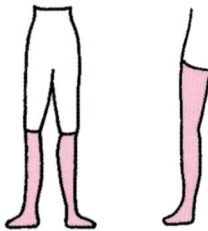

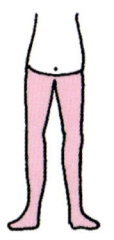

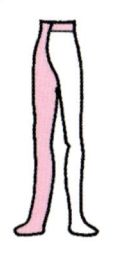

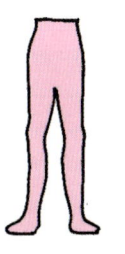

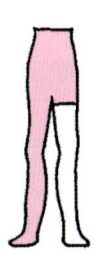

ハイソックス　　ストッキング　　ベルト付き　　パンスト　　片足用パンスト
　　　　　　　　　　　　　　　片足ストッキング

8-3 ストッキングタイプ

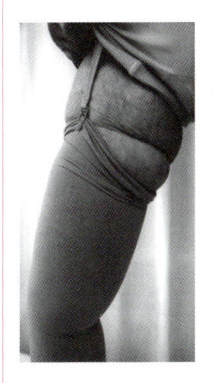

大腿までの長さのストッキングで大腿部も圧迫できますが，ずり落ちやすいという大きな欠点があります。
この患者さんでも，ガーターベルトを使用していますが，ずり落ちています。

8-4 ずり落ちにくくする工夫

・ガーターベルトを使用する
・弾性ストッキングの上に，通常使用しているパンストを履く
・シリコン，ウレタン製の滑り止め（トップバンド）付の弾性ストッキングを使用する (13-12)
・弾性ストッキングを履くときに，強く引っ張り上げない
・こまめに引き上げる習慣をもつ

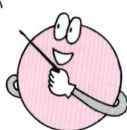

　欠点は，ストッキングがずり落ちてきて太ももの内側に食い込みが生じやすいことです (8-5)。この食い込みに対しては，ずり落ちてこないように絶えず引き上げる習慣をもつこと，ガードル (8-6) を下に履いたり，食い込む場所にパッドを当てる (8-7) ことにより対応します。また，パンストタイプや片足パンストに変更することもあります。

　しかし，なかなか完全には食い込みを解消することができないこともあり，患者さんと一緒になって，パッドの大きさ，形，材料を工夫したりして，患者さんに合わせた対策を講じていくことになります。

65

8-5 ベルト付き片足ストッキング

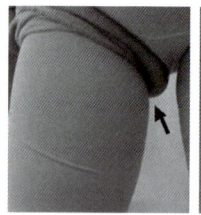

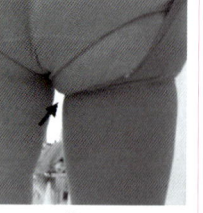

前から　　　後から

ずり落ちにくく広く使われていますが，欠点はストッキングが太ももの内側に食い込みやすいことです。

8-6 ガードル

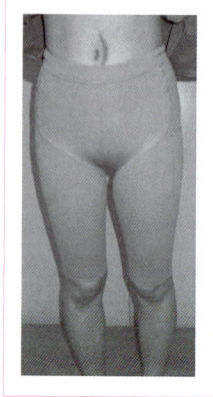

食い込みに対しては，ずり落ちてこないように絶えず引き上げる習慣をもつこと，食い込む場所にパッドを当てたり，ガードルを下に履くことにより対応します。

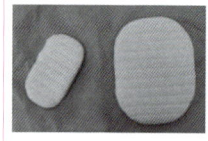

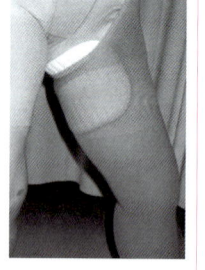

8-7 パッド

パッドをストッキングの下に入れることにより食い込みが少なくなります。パッドは市販されているものもあります。この患者さんは，ガードルをつけ，さらにパッドを用いて食い込みを防いでいます。

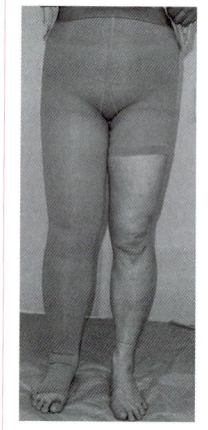

8-8 片足用パンスト

パンストタイプの欠点を補うために，パンストの健側の脚部分を短くしたものです。

パンストタイプ

　ずり落ちや食い込みがもっとも少なく，ファッション性もよいため，パンストタイプを好む患者さんも少なくありません。とくに両脚のリンパ浮腫の患者さんで，左右の浮腫の程度がほぼ同じくらいの患者さんに適しています。

　しかし，片脚のみのリンパ浮腫，左右差の大きい両下肢リンパ浮腫ではパンストタイプをオーダーメイドで作らなければならず，時間と費用が余分にかかります。また，圧迫圧の強いパンストタイプは履きにくく，ぴっ

たりしないと履き心地もよくありません。足の付け根で食い込むこともあります。

下腹部や陰部にもリンパ浮腫があるときに，パンストタイプが使われることもあります。この目的のために，下腹部を少し圧迫するパンストタイプも販売されています。しかし，下腹部や陰部では少しの圧迫でも不快感が出てきます。下腹部や陰部の浮腫にはリンパ誘導マッサージが主な治療法で，圧迫療法はその補助的な役割をもつに過ぎないでしょう。

> 8-9 つま先なしタイプとつま先ありタイプ
>
> つま先なしタイプ　　つま先ありタイプ
>
> 弾性ストッキングには，足の指が出るつま先なしタイプ（オープントウタイプ）と指が覆われているつま先ありタイプ（クローズドトウタイプ）とがあります。

片足用パンスト

パンストタイプの欠点を補うために，パンストの健側の脚部分を短くしたものです（8-8）。ピッタリ合わないと健側肢が締め付けられたり，ずり上がったりすることもありますが，ストッキングタイプやベルト付き片足ストッキングがずり落ちやすい人，食い込みやすい人には試みてもよいタイプです。

特殊なストッキングのために，オーダーメイド（カスタムメイド）で作ることになります。

B. 指の出るストッキングもあります

弾性ストッキングには，足の指が出るつま先なしタイプ（オープントウタイプ）と指が覆われているつま先ありタイプ（クローズドトウタイプ）とがあります（8-9）。リンパ浮腫でよく使われる圧迫圧が強い弾性ストッキングの多くはつま先なしタイプになっています。つま先なしタイプ

> **8-10　長所と短所**
>
> **つま先なしタイプの特徴**
> ・足部や足の指が締め付けられたとき，先端の調整が容易である
> ・ムレにくい
> ・足の指を直接観察することができる
> ・フットスリップを使用することにより，履くことが容易となる
> ×ファッション性に劣る
> ×裸足が不快
>
> つま先なしタイプとつま先ありタイプにはそれぞれ長所と短所がありますが，患者さんの好みによって選んでもよいと考えています。夏にはつま先なしタイプ，冬にはつま先ありタイプが好まれますし，水虫がある人にはつま先なしタイプが勧められます。

では，指が締め付けられたときに手の指などでストッキングの先端を調整しやすいという利点があります。

つま先なしタイプとつま先ありタイプにはそれぞれ長所と短所がありますが（8-10），患者さんの好みによって選んでもよいと考えています。夏にはつま先なしタイプ，冬にはつま先ありタイプが好まれますし，水虫がある人にはつま先なしタイプが進められます。つま先なしタイプでストッキングの下端がまくれあがると，足の甲の浮腫が増悪します（8-11）。

> **8-11　つま先なしタイプと浮腫**
>
> つま先なしタイプでは，ストッキングの下端がまくれ上がり足部の浮腫が増強することがあります。気をつけましょう。

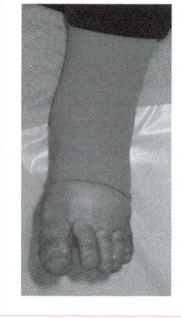

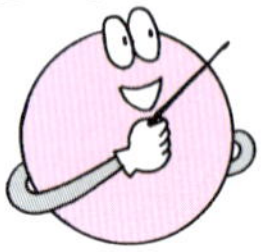

2　弾性スリーブの種類と選び方

A.　一体型と分離型

弾性スリーブには，スリーブとグローブ（ミトン）が連続している非分離型（一体型）スリーブと，2つが分かれている分離型スリーブとが

第Ⅷ章 弾性ストッキング・弾性スリーブの選び方，使い方

8-12 弾性スリーブの種類

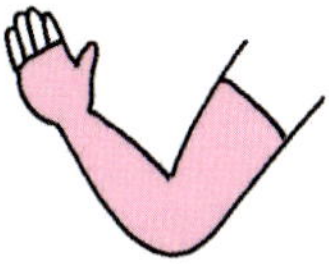

ミトン（グローブ）付き（一体型）

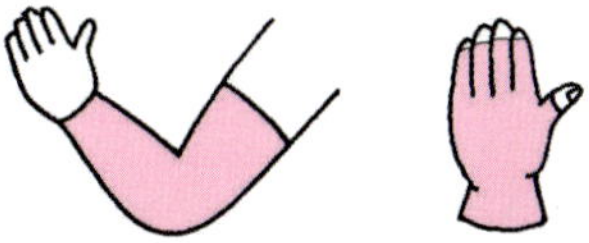

ミトン（グローブ）が別（分離型）

弾性スリーブには，スリーブとグローブ（ミトン）が連続している一体型（非分離型）と，2つが分かれている分離型とがあります。

8-13 一体型に比較した分離型の長所，短所

- 浮腫の程度に合わせて，スリーブとグローブ（ミトン）のサイズを別々に選択できる
- 着脱が比較的容易である
×手関節部に，しわができやすく，食い込みが起こりやすい

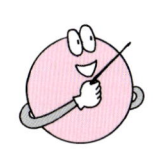

8-14 ゴム手袋

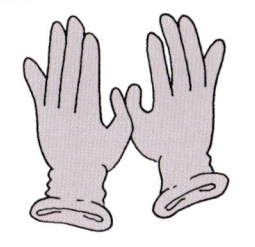

炊事などの水仕事の際にはゴム手袋を使用してください。

8-15 肩付きスリーブと肩なしスリーブ

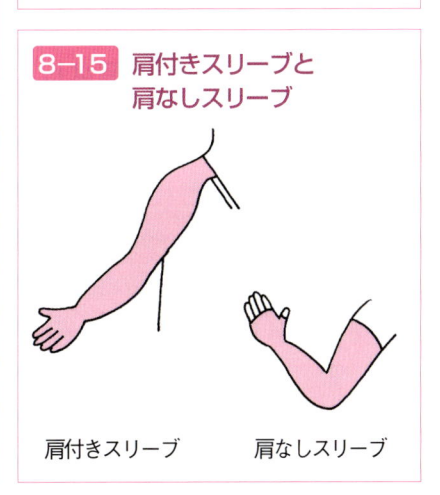

肩付きスリーブ　　肩なしスリーブ

あり（8-12），それぞれに8-13のような特徴があります。

弾性スリーブの分離型を使用するときにも，原則としてスリーブとグローブ（ミトン）は常に一緒に使用します。スリーブをつけたままでグローブ（ミトン）だけをはずすと，手の浮腫が増悪する危険があります。ですから，炊事などの水仕事の際にはゴム手袋を使用してください（8-14）。

8-16 足の太さの計測

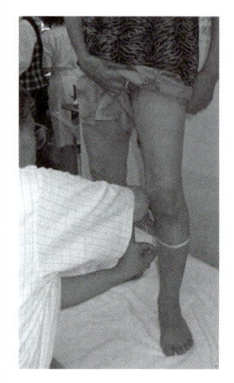

足の太さのいろいろな部位を巻尺で測り，S，M，Lなどのサイズを決めますが，サイズを決めるに際しては製品についている指示書に従ってサイズを選ぶことが大切です。それぞれの製品によって，S，M，Lの指示が違っているからです。

8-17 いろいろな弾性ストッキング

ストッキングには，S，M，Lばかりではなく，XSやXLがある製品や，長さもロングやショートが用意されている製品もあります。いざというときのために，あらかじめ調べておくとよいでしょう。

B. 肩付きスリーブと肩なしスリーブ (8-15)

上腕の肩近くまで浮腫があるときには，肩付きスリーブが有用です。

肩付きスリーブでは，ずり落ちないように紐がついていますが，この紐がうっとうしいという人もいます。肩なしスリーブは，上腕の上部には浮腫がないときに使われますが，ずり落ちやすいため，ときどき引き上げる習慣が大切です。

❸ サイズ，長さ

弾性ストッキングのサイズは，足の太さによって決まります。足の太さのいろいろな部位を巻尺で測り，S，M，Lなどのサイズを決めますが (8-16)，サイズを決めるに際しては製品についている指示書に従ってサイズを選ぶことが大切です。それぞれの製品によって，S，M，Lの指示が違っているからです。

足の各部位の太さが指示書とうまく合わない強く変形した足，局所的に凹凸が強い足，指定のサイズが合わない極端に太い足などでは，オーダーメイドで弾性ストッキングを作ることになります。

既成品のストッキングが長すぎることも，短かすぎることもあります。

弾性ストッキング・スリーブが長すぎたときに，決してストッキングやスリーブの上端を折り曲げてはいけません。その部分で圧迫圧が局所的に強くなってしまい，危険です。もし足が短くてストッキングが長すぎるときには，ハイソックスタイプであればストッキングタイプに，ストッキングタイプならばパンストタイプに変更したほうがよいでしょう。長すぎたり，短かすぎたりと長さが合致しないときにもオーダーメイドで作ることになります。

8-18 段階的圧迫圧

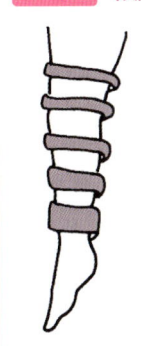

弾性ストッキングは，すべて足から太ももに向かって圧迫圧が低下する段階的圧迫圧となっています。心臓方向にリンパ液を還流しやすくする工夫です。

ストッキングには，S，M，Lばかりではなく，さらにサイズが細かくXSやXLがある製品や，長さもロングやショートが用意されている製品もあります（8-17）。足の甲の部分が幅広くなっているものもあります。

いざというときのために，あらかじめ調べておくとよいでしょう（巻末の「関連企業」参照）。

4 圧迫圧

A. 圧迫圧の選び方

医療に応用されている弾性ストッキングは，すべて足から太ももに向かって圧迫圧が低下する段階的圧迫圧となっています（8-18）。心臓方向にリンパ液を還流しやすくする工夫です。

このため，弾性ストッキングの圧迫圧は各部分ごとに違っています。そこで弾性ストッキングの圧迫圧は，足関節部の圧迫圧をその弾性ストッキングの圧迫圧とすることになっています。弾性スリーブも同様

> **8-19** 圧迫圧の選択
>
> 弾性ストッキング・スリーブの圧迫圧
>
> 下肢のリンパ浮腫
> 第Ⅰ期および第Ⅱ期の早期：30～40mmHg
> 第Ⅱ期の晩期および第Ⅲ期：40～50mmHg
> 　あるいはさらに強い圧迫圧
>
> 上肢のリンパ浮腫
> 通常30～40mmHg

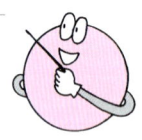

で，手関節部の圧迫圧がそのスリーブの圧迫圧になります。

　圧迫圧に対しては現在までに多くの研究報告があります。弾性ストッキング・スリーブであれば，どんなストッキング・スリーブでもよいわけではなく，リンパ浮腫の状態に合わせた圧迫圧が必要です。

　一般にリンパ浮腫に用いられる圧迫圧は（8-19），下肢リンパ浮腫ではまず30～40mmHgを用い，皮膚が硬くなってくると（進行度第Ⅱ期の晩期および第Ⅲ期，3-7）40～50mmHgあるいはさらに強い圧迫圧が使用されます。

　上肢のリンパ浮腫では一般に下肢リンパ浮腫よりもやや低い圧迫圧のスリーブが用いられますが，30mmHg以上の圧迫圧のみが保険適応の対象になっていますので，30～40mmHgを選択することが多くなります。皮膚の硬さが高度になれば，さらに強い圧迫圧のスリーブを使用します。

　この圧迫圧は下肢静脈瘤に比較すれば一段階上の圧迫圧ということになり，また深部静脈血栓症予防用の弾性ストッキングはおおよそ18mmHgの圧迫圧ですので，リンパ浮腫の治療ではかなり強い圧迫圧のストッキングを使用していることになります。

B.　ヘクトパスカル

　1999年（平成11年）に，経済産業省は圧迫圧の表示をmmHg（ミリメータ・ハーゲー，ミリメータ・エッチジー）からhPa（ヘクトパスカ

第Ⅷ章　弾性ストッキング・弾性スリーブの選び方，使い方

ル）に変更するように指示しています。1hPaは0.75mmHgで，1mmHgは1.33hPaです（8-20）。しかし，医療の世界では，まだまだmmHg表示がよく使われています。両方併記するのがよいかもしれません。

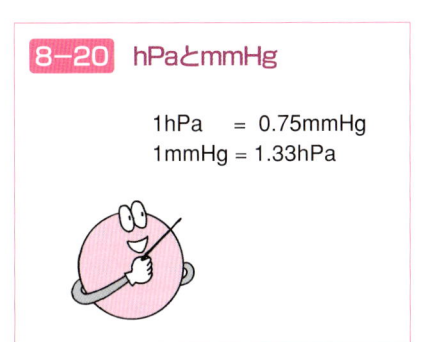

8-20　hPaとmmHg

1hPa 　= 0.75mmHg
1mmHg = 1.33hPa

また，従来は弾性ストッキングの圧迫圧を20〜30mmHg，30〜40mmHg，40〜50mmHgと表記してきましたが，現在は15〜21，23〜32，34〜46mmHgと書かれている製品も多くなってきました。後者は，ヨーロッパからの輸入品に多くみられます。

この違いは主に圧迫圧の測定方法の違いからきていますが，筆者は15〜21mmHgの製品は20〜30mmHgの製品に，23〜32mmHgは30〜40mmHgに，34〜46mmHgは40〜50mmHgに相当するとしても大きな誤りはないと考えています。

5　伸び硬度（スティフネス，stiffness）

A．伸び硬度ってなに？

弾性ストッキング・スリーブ，弾性包帯には，編み方や素材により比較的よく伸び縮みする柔らかめのものと，ややぶ厚く，硬く，あまり伸び縮みしないものとがあります。

前者を伸び硬度が小さいストッキングといい，後者を伸び硬度が大きいストッキングといいます。

ここでいう伸び硬度とは，弾性包帯や弾性ストッキングを引き伸ばすときに必用な力，逆にいうと弾性包帯や弾性ストッキングの引き伸ばしに抵抗する力を意味します（8-21）。伸び硬度が大きい弾性包帯や弾性

8-21 伸び硬度

伸び硬度とは，弾性包帯や弾性ストッキングを引き伸ばすときに必要な力，逆にいうと弾性包帯や弾性ストッキングの引き伸ばしに抵抗する力。伸び硬度が大きい弾性包帯や弾性ストッキングは，硬く，伸びにくい製品となります。

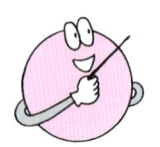

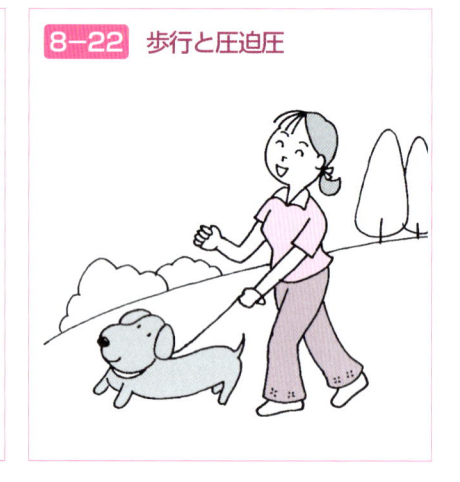

8-22 歩行と圧迫圧

ストッキングは，硬く，伸びにくい製品ということになります。この弾性ストッキング・スリーブや弾性包帯の硬さ（伸縮性）が違うことにより，治療効果が異なってきます。

よくローストレッチ（low stretch）の包帯がリンパ浮腫の治療によいと書かれていることがありますが，このローストレッチは伸縮性が少ない包帯という意味で，伸び硬度が大きい包帯を意味しています。

B. 歩行と圧迫圧

人間は立って生活していますが，弾性ストッキングの圧迫圧は立ったり，寝たり，歩いたりするたびに変化します。足の筋肉が大きくなったり小さくなったりするからです（8-22）。

ですから，弾性包帯や弾性ストッキング・スリーブを使うときにはこの圧迫圧の変化を考えて使用したほうがよいことになりますが，伸び硬度の大きいストッキングや包帯は，足へのミルキング効果が大きいことがわかっています。つまり，伸び硬度が大きい製品は歩行など筋肉を収縮・弛緩させたときの圧迫圧の変化（収縮・弛緩期圧差）が大きく，すなわち筋肉のミルキング作用が大きく，筋ポンプ作用を著しく増強させます（8-23）。

8-23 伸び硬度と筋肉のミルキング作用

　伸び硬度の大きいストッキングや包帯は，足へのミルキング効果が大きいことがわかっています。

　伸び硬度が大きいと，歩行など筋肉を収縮・弛緩させたときの圧迫圧の変化（収縮・弛緩期圧差）が大きく，すなわち筋肉のミルキング作用が大きく，筋ポンプ作用を著しく増強させます。

8-24 伸び硬度と臨床応用

　リンパ浮腫の治療で，治療効果が上がらないときや高度のリンパ浮腫では伸び硬度の大きいストッキング・スリーブ・包帯が応用されます。

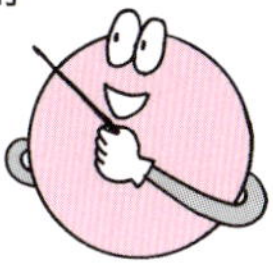

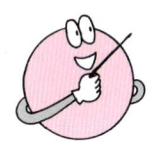

8-25 60歳，男性（肛門がん術後のリンパ浮腫）

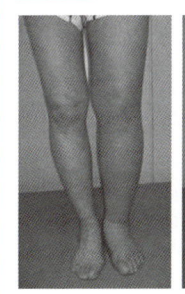

治療前 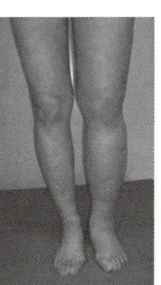　治療4カ月 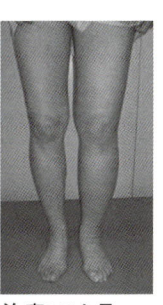　治療6.5カ月
（軽度伸縮性ストッキング2カ月半）

　通常の弾性ストッキングを用いた4カ月の治療では十分な効果が得られなかったため，伸び硬度の大きい（軽度伸縮性）ストッキング（ベラバー®）を使用した。2.5カ月後に大腿から足部にかけ1.1〜3cmの周径の改善が得られました。

C. 伸び硬度をどのように応用するの？

　このため，リンパ浮腫の治療で，治療効果が上がらないときや高度のリンパ浮腫では伸び硬度の大きいストッキング・スリーブ・包帯が応用されます（8-24）（8-25）。伸び硬度が大きいと硬いために皮膚に食い込みにくいという長所もあります。

　しかし，伸び硬度の大きい弾性ストッキング・スリーブは，装着しに

8-26 弾性ストッキング，弾性スリーブへの不満（下肢静脈瘤とリンパ浮腫の比較）

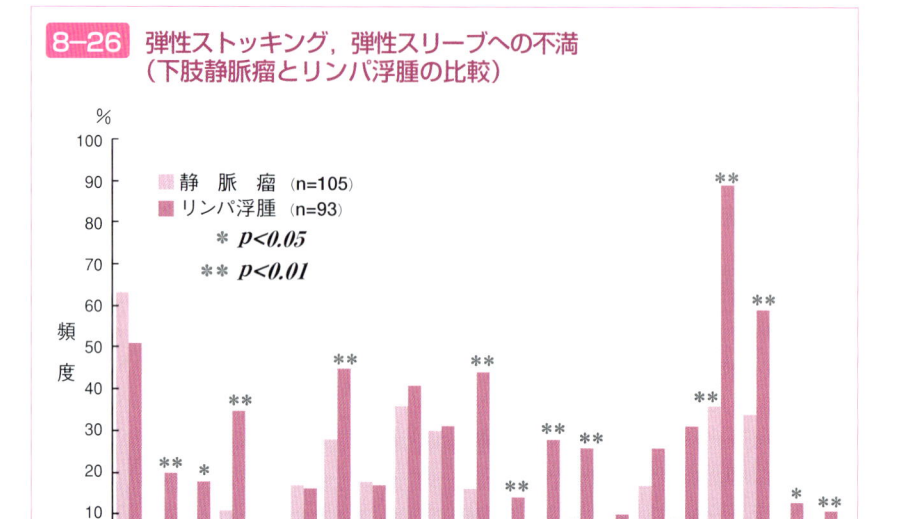

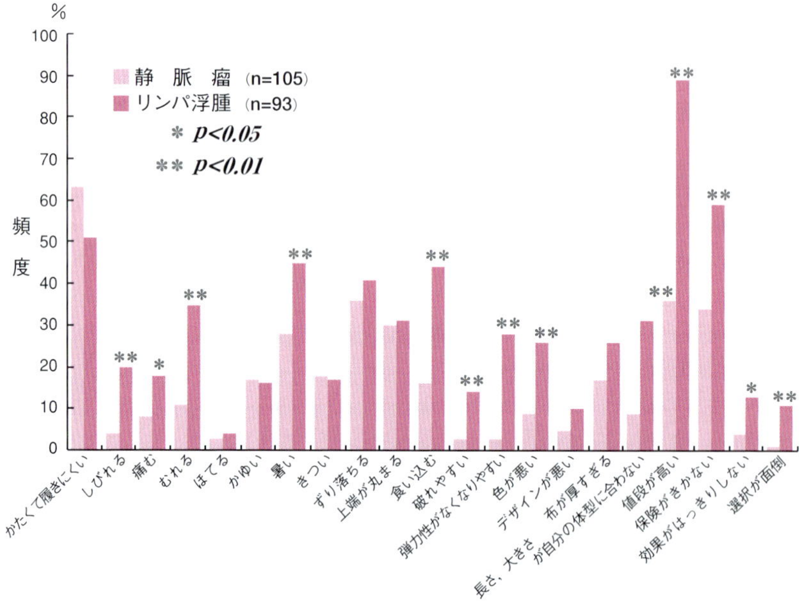

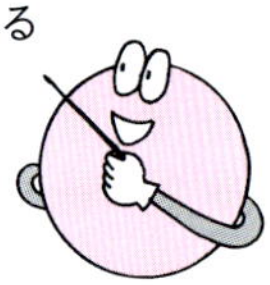

凡例：静脈瘤 (n=105)、リンパ浮腫 (n=93)、* $p<0.05$、** $p<0.01$

縦軸：頻度（%）

横軸項目：かたくて履きにくい／しびれる／痛む／むれる／ほてる／かゆい／暑い／きつい／ずり落ちる／上端が丸まる／食い込む／破れやすい／弾力性がなくなりやすい／色が悪い／デザインが悪い／布が厚すぎる／長さ、大きさが自分の体型に合わない／値段が高い／保険がきかない／効果がはっきりしない／選択が面倒

患者さんは，弾性ストッキングに対していろいろの項目に対し不満をもっているが，なかでも「値段が高い」を除けば「硬くて履きにくい」という不満が，下肢静脈瘤，リンパ浮腫のいずれの患者さんにおいても，もっとも多い不満でした。

8-27 弾性ストッキング・スリーブ装着のしにくさ軽減法

履きにくさの軽減法
a．弾性ストッキングをかかとの部分まで裏返しにして履く
b．フットスリップを使用する
c．パウダーを使う
d．通常のストッキングを下に履いておき，その上に弾性ストッキングを履く
e．指を滑りにくくするため，ゴム手袋または綿の手袋を使用する
f．装着補助器を使う
g．家族の協力を得る
h．重ね履きをする

くく，またぴったり合わないと履き心地がよくありません．それだけに，リンパ浮腫治療の第一選択としては，伸び硬度がそれほど大きくない弾性ストッキング・スリーブが使用されます．

D. 伸び硬度の大きい製品って？

伸び硬度の大きい弾性ストッキングは，平編みで編まれた製品と，丸編みで編まれた製品でも繊維を太くし，厚くまた硬く編まれた製品です．一見少しごつく感じ，触ってみると硬く，また厚みを感じます．引っ張ってもあまり伸びません．

6 弾性ストッキング，弾性スリーブへの不満に答える

弾性ストッキングや弾性スリーブには優れた治療効果がありますが，患者さんにとっては「履きにくい」などの不快感や不満点が強いこともあり（8-26），継続して使ってもらうためには，少しでもその不快感や不満点を少なくすることが大切です．

アンケート調査による弾性ストッキング・スリーブの最大の不満点は履きにくいことです．完全に解消させることはできませんが，次のような工夫で少しは履きにくさが軽減されます（8-27）．

A. 弾性ストッキングをかかとの部分まで裏返しにして履く (8-28)

すべての弾性ストッキングに応用される基本的な方法で，ストッキングをかかとまで裏返しにして履きます．ストッキングを塊として履くのではなく，2枚だけを広げて履くことになります．弾性スリーブにも応用されます．

弾性スリーブも同じ要領で行います．

8-28 弾性ストッキングをかかとの部分まで裏返しにして履く方法

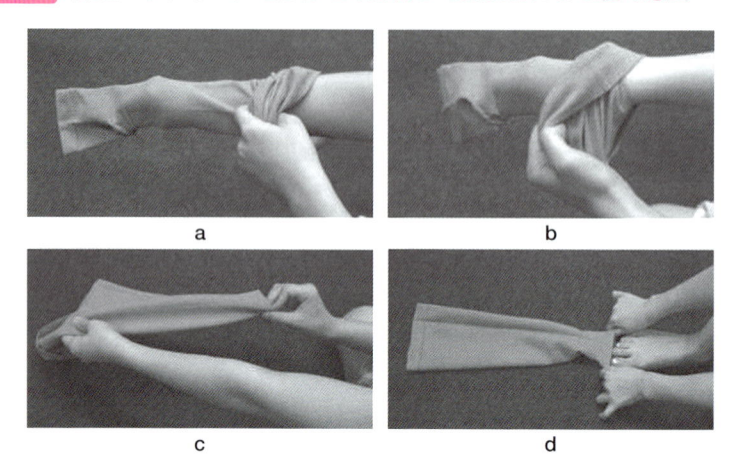

a   b

c   d

a. 弾性ストッキングの中に手を入れ，b. ストッキングのかかとをつかむ。
c. つまんだままストッキングを裏返しにする。d. 2枚分の厚さを横に伸ばして履く。

8-29 フットスリップの使用

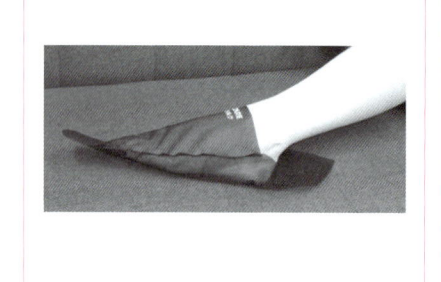

8-30 装着補助具

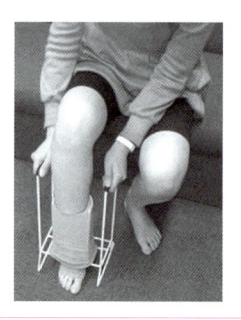

B. フットスリップを使用する (8-29)

　弾性ストッキングが足の指にひっかからず，また滑りがよくなります。フットスリップを，弾性スリーブをつけるときに応用することもできます。

C. パウダーを使う

腕や脚にパウダーをつけることで，滑りやすくなります。

D. 通常のストッキングを下に履いておき，その上に弾性ストッキングを履く

通常のストッキングを下に履いておくと，弾性ストッキングが滑りやすくなり，履きやすくなります。

弾性スリーブをつけるときには，下着のシャツを下に着ておくとよいかもしれません。

E. 指を滑りにくくするため，ゴム手袋または綿の手袋を使用する

あらかじめ手袋がついている製品もありますが，100円ショップで購入してみてもよいかもしれません。

F. 装着補助器を使う（8-30）

いろいろな種類があり，複数の弾性ストッキングの会社が取り扱っています。形や使い勝手，値段もいろいろですから，比較してみるとよいでしょう。

G. 家族の協力

履きにくいときには，家族の協力が欠かせません。

履かせるときには，患者さんと向かい合うよりは，その横に同じ向きで座って，ストッキングを引き上げるほうが履かせやすくなります。患者さんの膝は伸ばした状態にします。人数を確保できれば，2人3人と複数の人が力を合わせて履かせるほうが，時間も，労力もかえって減らすことができるでしょう。

8-31 重ね履きの利用

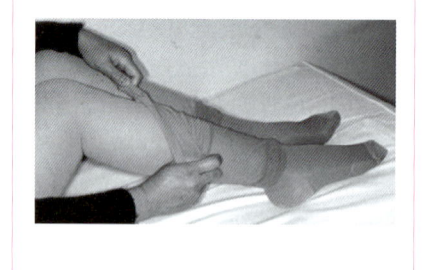

8-32 重ね履きの効果

2枚重ねて履けば，1枚の2倍近くの圧迫圧が得られます。

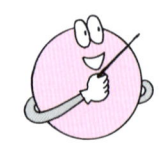

H. 重ね履きをする

　きつい弾性ストッキングがどうしても履けない人には，比較的弱い弾性ストッキングを2枚重ね履きしてもらいます（8-31）。比較的弱い弾性ストッキングならまだ履きやすいでしょう。

　2枚重ねて履けば，20mmHgのストッキング2枚で約40mmHgの圧迫圧となるように，1枚の2倍近くの圧迫圧が得られます（8-32）。

7 弾性ストッキング，弾性スリーブの使用上での注意

　弾性ストッキング・スリーブには合併症が起こることがあります。大きな，重い合併症は，弾性ストッキング・スリーブが食い込んで，局所的に患肢を圧迫することで起こります。逆に言えば，弾性ストッキング・スリーブの合併症を防ぐには，食い込みをいかに少なくするかにかかっています（8-33）。

　食い込みの起こりやすい部位は，関節のある部分（肘，手首，膝，足首）および弾性ストッキング・スリーブの上端部（上腕，大腿）です。できるだけ弾性ストッキング・スリーブにシワを作らないように，またガーゼや綿，枕子を上手に使ってクッションにします。

8-33 弾性スリーブによる手首への食い込みと手の甲の浮腫

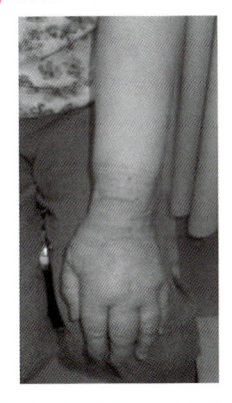

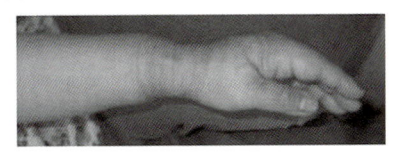

弾性ストッキング・スリーブの合併症を防ぐには，食い込みをいかに少なくするかが大切です。

A. 動脈血行障害

　もっとも重要な合併症で，高度な動脈血行障害が起きると足の壊死が生ずることもあります。壊死の原因は，弾性ストッキングの上端が丸まったりして，下肢が局所的に，強く締め付けられて起こります。

B. 神経障害

　圧迫，食い込みなどにより神経損傷が起こることもあります。

C. 深部静脈血栓症

　深部静脈血栓症を起こさないまでも，圧迫，食い込みなどにより下肢の静脈還流が悪くなり，浮腫が起きてしまうことはめずらしくありません。

D. 接触性皮膚炎

　弾性ストッキングによる接触性皮膚炎，かぶれが起こることがあります。

E. 皮膚の発赤，びらん，水疱形成

食い込み，摩擦などにより皮膚が損傷を起こすことがあります。大きな合併症ではありませんが，決して少ない頻度ではありません。

8 弾性ストッキングの禁忌，慎重に使用したほうがよいとき

弾性ストッキング・スリーブを安全に使うためには，次のような人には慎重に使用してください（8-34）。

A. 動脈血行障害

「こんなにきつい弾性ストッキングを履いて足に血行障害を起こしませんか？」という質問を受けることがありますが，正しく使用すれば，血行障害や，神経障害を起こすことはありません。

しかし，閉塞性動脈硬化症（ASO）など下肢に血行障害がある患者さんでは，弾性ストッキングにより血行障害を増悪させる危険があります。そのため弾性ストッキング使用前には，足背動脈の拍動などから血行障害の有無をチェックしておく必要があります（8-35）。日頃より足背動脈の触診に慣れておくとよいでしょう。

B. 糖尿病

糖尿病があると動脈の血行障害を合併している可能性があります。

また糖尿病性神経障害で足や手の感覚障害が存在すると，弾性ストッキングによる食い込み，水疱形成による痛みを感じず，合併症の発見が遅れてしまう危険があります。

第Ⅷ章 弾性ストッキング・弾性スリーブの選び方，使い方

8-34 弾性ストッキング・スリーブを慎重に使う

こんなときには慎重に使いましょう。

a. 動脈血行障害
b. 糖尿病
c. 皮膚の急性炎症
d. 急性期の深部静脈血栓症
e. うっ血性心不全
f. 高齢者

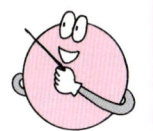

8-35 足背動脈の拍動から血行障害の有無をチェック

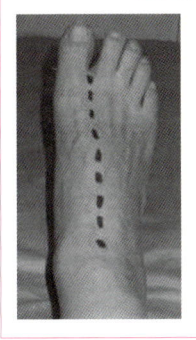

足背動脈は，第一趾と第二趾の間と，外くるぶしと内くるぶしの中間を結ぶ線上にあります。

C. 皮膚の急性炎症

皮膚に，化膿創や血栓性静脈炎があるときには，弾性ストッキングの圧迫により炎症が悪化することもあります。炎症が軽快するまでは，弾性ストッキング・スリーブを使用しないようにします。

D. 急性期の深部静脈血栓症

深部静脈血栓症の急性期に弾性ストッキングを使用すると，肺塞栓症を起こす危険があります。しかし，深部静脈血栓症の急性期にも，高度圧迫圧の弾性ストッキングとヘパリンを使用し優れた治療効果を得たとの報告もあります。いずれにしても深部静脈血栓症の急性期に弾性ストッキングを用いるときには，慎重な使用が望まれます。

E. うっ血性心不全

うっ血性心不全の患者さんに弾性ストッキング・スリーブを使用すると，足にうっ滞していた大量の血液が心臓に戻り，心臓への負担が増し，心不全が増悪する危険があります。

内科主治医とよく相談し，弾性ストッキング・スリーブ使用の可否に

8-36 高齢社会

現在は，高齢者にも弾性ストッキング・スリーブを使用する機会が少なくありません。繰り返し説明したり，家族の協力が欠かせません。

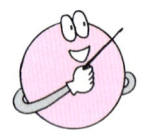

8-37 弾性包帯の短所

弾性包帯では一定の圧迫圧で巻くことがむずかしく，またゆるんでしまいやすく，ファッション性にも劣ります。

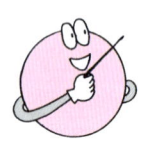

8-38 印付き包帯（泉工医科工業KK）

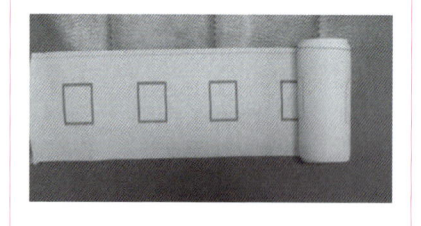

長方形が正方形になるように巻くと，ほぼ一定の引っ張りで巻くことができます。また印を参考にほぼ同じ重なりで巻くことができます。

8-39 圧迫圧測定器（KKエイエムアイ・テクノ）

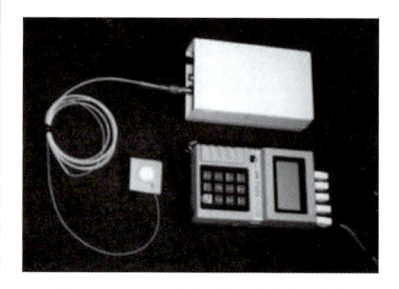

小センサーを皮膚に添付し測定するもので，任意の部位の圧迫圧を，運動中にも測定できます。

ついて検討してから使用するとよいでしょう。

F. 高齢者

　高齢社会の現在では，高齢者にも弾性ストッキング・スリーブを使用する機会が少なくありません。弾性ストッキング・スリーブの必要性をよく説明して，協力を得なければいけませんが，十分な理解が得られないことも少なくないかもしれません。繰り返し説明したり，家族の協力が欠かせません（8-36）。

9 弾性包帯

A. 通院と弾性包帯

　リンパ浮腫の入院治療では弾性包帯が主役ですが，通院治療ではもっぱら弾性ストッキング・スリーブが使用され，弾性包帯が使用されることはあまりありません。これは，弾性包帯では一定の圧迫圧で巻くことがむずかしく，またゆるんでしまいやすく，ファッション性にも劣るからです（8-37）。

　実際，リンパ浮腫でよく使われる伸び硬度の大きい弾性包帯では6時間経つと半分以下の圧迫圧になってしまいます。ゆるんでしまっては圧迫療法になりません。つまり，通院で使うときには，患者さん自身がしょっちゅう巻き直しをしなければならないことになりますので，通院治療で弾性包帯を使用するときには患者さんに正しい教育を十分にした後に使用することが大切です。

B. 弾性包帯の注意点

　弾性包帯では自分が巻く圧迫圧を確認できず，またたとえ外観的にきれいに巻いたとしても圧迫圧は均一になっていません。弾性包帯を正しく使用するには印付き包帯を使用したり，圧迫圧を測定しながら包帯の巻き方を練習するとよいと思います（8-38，8-39）。

　弾性包帯のもうひとつの大きな短所は上記のようにゆるみやすいということです。ゆるんでしまった包帯では圧迫圧は大きく低下し，圧迫療法になりません。外観的にゆるんでいないように見えても，測定器で圧迫圧を調べると，時間経過とともにしだいに圧迫圧は低下していくことがわかっています。ゆるみにくい自着性包帯を使ったり，数時間間隔などでの巻き直しが必要です。

　弾性包帯の合併症や禁忌としては弾性ストッキング・スリーブとほぼ同じ項目があげられますが（8-34），合併症を起こす危険は弾性包帯のほうが高くなります。もし通院治療で弾性包帯を使用するときには，患

者さん自らが巻き直しをすることになるため，十分に巻き方の練習を積ませ，合併症への注意を説明しておく必要があります。

つまり，訓練を積んだ患者さん以外には弾性包帯を通院治療で用いることは安全性，有用性の面から非常に限られてくると考えています。

C. 弾性包帯の巻き方

基本的な弾性包帯使用上の注意を記載します。

1）弾性包帯の種類

リンパ浮腫の治療では，伸び硬度が大きく，あまり伸び縮みのしない包帯（軽度伸縮性包帯）がよく使われます。もっとも応用範囲が広いのは上肢では8cm幅，下肢では10cm幅ですが，部位によっては6cm幅，12cm幅も使用します。

2）巻き方（8-40）

段階的圧迫圧を得るためには同じ引っ張りで包帯を足から大腿まで巻いていきます。上にいくほど脚の径が大きくなりますので，自然に圧迫圧は低くなります（ラプラスLaplaceの法則）。包帯を同じ重なりで巻いていきます。重なりが少ないところは圧が低く，重なりが多いと圧迫圧は高くなります。大腿まで巻いていって，余ったからといって包帯を巻き戻してはいけません。巻き戻すと，重なった部分だけ圧迫圧は高くなってしまいます。ラッピング（wrapping）という巻き方もあります。ギプスのように包帯で壁を作り浮腫を起こさせない方法で，幾重にも包帯を重ねます。複合的理学療法のなかで入院して行う集中治療期に用いられる方法で，通常の包帯の巻き方とは異なりますので，患者さん自らが巻き直しを必要とする通院治療では一般的ではありません。

8-40 弾性包帯の巻き方

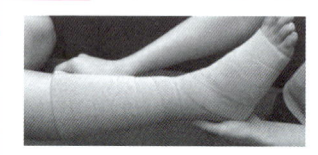

包帯を同じ重なりで巻いていきます。重なりが少ないところは圧が低く，重なりが多いと圧迫圧は高くなります。大腿で余ったからといって包帯を巻き戻すと，重なった部分だけ圧迫圧は高くなってしまいます。

第IX章
リンパの流れをよくしましょう
——リンパ誘導マッサージ

　ヴォーダー（Vodder）らによりヨーロッパではじめられたリンパ誘導マッサージは，用手的リンパドレナージ，医療徒手リンパドレナージともよばれていますが，手によるマッサージでリンパの流れをよくし，適切な方向へとリンパ液を誘導する方法です。リンパ浮腫の治療には欠かすことのできない治療法ですが，通院治療では，患者さん自らがマッサージをすることになります。つまりセルフマッサージです。正しい方法，正しい手順で行うことにより最大の治療効果が得られますので，しっかりとマスターしておくことが大切です。

1 リンパ誘導マッサージの特徴

　リンパ浮腫治療に用いられるリンパ誘導マッサージは，肩が凝ったり，腰が痛いときに受けるマッサージとは根本的に違います。マッサージ治療院で通常のマッサージを受けて，かえってリンパ浮腫が悪くなって来院した患者さんもいます。リンパ管が損傷されたり，血管透過性が増したりして浮腫が悪化したものと思われます。
　つまり，リンパ誘導マッサージは，あくまでリンパ浮腫の治療のためのマッサージであり，医療行為ですので，特別に勉強した医療従事者により指導，施術が行われます。

9-1 リンパ誘導マッサージの基本

リンパ誘導マッサージでは，
・マッサージの強さ
・リンパを流す方向と手順
・スピード
が非常に大切です。

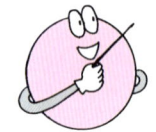

9-2 マッサージの強さ

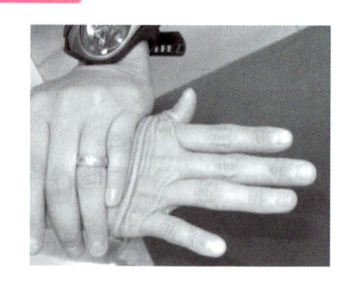

皮膚がずれる程度のソフトな力の入れ方です。

「リンパの流れを促進させ，適切な方向に導く」という目的で行うリンパ誘導マッサージには3つの大切なことがあります。マッサージの強さ，リンパを流す方向と手順，そしてスピードです（9-1）。マッサージは，軽い圧で，ゆっくりと行うことが基本です。

A. マッサージの力の入れ方

リンパ誘導マッサージは，非常にソフトなマッサージです。普通のマッサージに比較すれば，なにか物足りなさを感じる弱いマッサージです。

左手の甲に，右手をそっと置いてみてください。そして，右手を左右にそっと動かしてみてください。最初は皮膚の上を滑るだけで，左手の甲の皮膚はまったく動きません。左右に動かしながら右手に少しずつ力を入れていってください。右手が左手の甲の皮膚にピッタリ密着すると，左手の甲の皮膚が動きだします。リンパ誘導マッサージは，この皮膚が動く程度の力の入れ方で行います（9-2）。

非常にやわらかい，ソフトな力の入れ方だということがわかると思います。活性化させたいリンパ管は皮膚の直ぐ下を走っていますので，それほど大きな力でマッサージする必要がないわけです。

つまり，リンパ誘導マッサージの基本は，手の平全体を皮膚にピッタ

リと密着させ，皮膚を伸ばすように，皮膚を動かすように行うことです。そして，マッサージは，ゆっくり，やさしく行います。

B. マッサージの体位と手順

1）セルフマッサージの準備と体位

◆a：準備

マッサージは，暖かい，静かな部屋で，リラックスして行います。リンパ浮腫を起こしている皮膚は傷つきやすくなっています。爪は短く切り，時計やアクセサリーなど皮膚を傷つける恐れのあるものははずしておきましょう。

ローションやクリームは使用せずに行いますが，皮膚の乾燥が強くてうまく皮膚を動かせない場合は使用してもよいでしょう。

◆b：体位

セルフマッサージを行うときには，患肢を水平または少し上に挙げた状態で行うほうが，リンパの流れを促進させ，うっ滞を取りやすくなり効果的です。

・上肢……椅子に座り，膝や机の上などにクッションをおき，その上に手を載せマッサージします（9-3）。

しかし，十分な場所をとれないときにはクッションを使わずに行います。

・下肢……ベッドやソファ，畳の上などで，足を投げ出した状態で，上半身を起こした体位で行います（9-4）。前かがみが強すぎると鼠径部を圧迫し，リンパの流れが損われます。

足を投げ出す体位がとれないときには，椅子に座った状態で行います。

2）マッサージの方向と手順

リンパ誘導マッサージでは，その方向と順序が非常に大切です。たとえば，下肢リンパ浮腫を想定してみましょう。足の先からマッサージをはじめればよいでしょうか？

実は違います。

リンパのうっ滞は下肢全体にありますので，足先のマッサージを行っ

9-3 上肢のセルフマッサージ

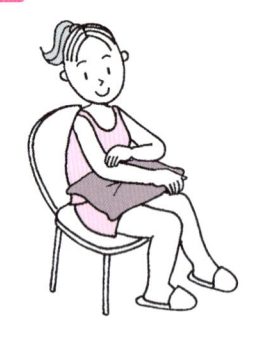

椅子に座り，膝や机の上などにクッションをおき，その上に手を載せマッサージします。

9-4 下肢のセルフマッサージ

ベッドやソファ，畳の上などで，足を投げ出した状態で，上半身を起こした体位で行います。

てもその上の部分——足首やふくらはぎ——にうっ滞があれば，足のリンパ液の行き場所がありません。

　高速道路の事故で車が渋滞しているときに，一番後ろの車がどんなに頑張っても先へ進むことはできません。しかし，一番先頭の車が，事故を迂回するバイパスを通って走り抜けていけば，後続の車も走り出し，渋滞は順次解消されていきます（9-5）。

　リンパ誘導マッサージも同じで，リンパ液が溜まってしまっている先頭の部位をまず空っぽにして，そこへ順番に後続のリンパ液を流していくことになります。つまり，まず先頭部分のリンパ液のうっ滞を取り，空っぽにして，その部位へ下からリンパ液を送る。次にその空っぽになったところへ，より下の部分からリンパ液を送るというふうにマッサージを移動させていくことになります。

3）リンパの解剖と流れ

　では，最初に空っぽにする部位はどこでしょうか。足や腕の付け根である鼠径部や腋窩でしょうか。実はもっと上の部分です。

第Ⅸ章　リンパの流れをよくしましょう

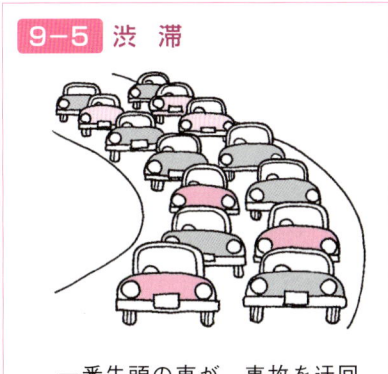

9-5 渋滞

一番先頭の車が，事故を迂回するバイパスを通って走り抜けていけば，後続の車も走り出し，渋滞は順次解消されていきます。

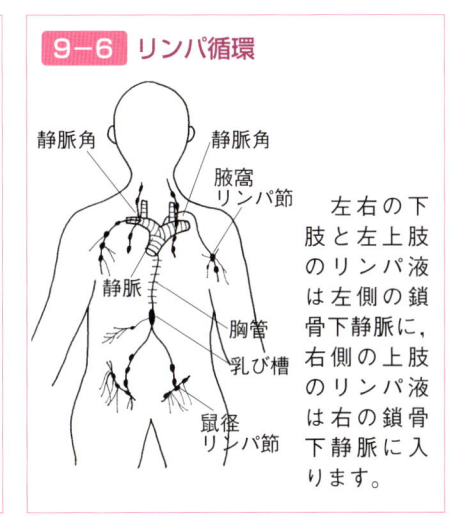

9-6 リンパ循環

静脈角　静脈角　腋窩リンパ節　静脈　胸管　乳び槽　鼠径リンパ節

左右の下肢と左上肢のリンパ液は左側の鎖骨下静脈に，右側の上肢のリンパ液は右の鎖骨下静脈に入ります。

ここで少しリンパ循環をみてみましょう（9-6）。

　上肢や下肢のリンパ液は順次心臓に戻っていきますが，直接心臓に戻るわけではありません。胸の鎖骨の部分を流れている鎖骨下静脈に流れ込んで，静脈と一緒になって心臓に戻っていくのです。左右の下肢と左上肢のリンパ液は左側の鎖骨下静脈に，右側の上肢のリンパ液は右の鎖骨下静脈に入ります。

　つまり，鎖骨の部分でリンパ管が鎖骨下静脈と合流する静脈角とよばれる部分がリンパ管の最終部位ということになります。

　そのため，リンパ誘導マッサージでは，まず肩回しや深呼吸などで鎖骨部分のリンパ液のうっ滞や胸やおなかのうっ滞をなくします。さらに腋窩や鼠径部のリンパ節にマッサージを加えたあと，これらのリンパ節に患肢や患部のリンパ液を流すための連結路にもマッサージを行い，リンパ液を送りやすくしておきます。これを「前処置」といいます。この前処置が終わってから「患肢マッサージ」に移ります。

　患肢のマッサージでは，順次，足の先へ，手の先へとマッサージを進めていきます。そして，最後に「後処置」で仕上げをします。

2 リンパ誘導マッサージの実際 (9-7)

　上記のようにマッサージは,「前処置」「患肢のマッサージ」「後処置」の3つからなります。

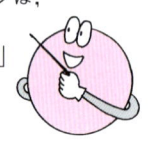

　患肢や患部で浮腫が強い部分は,回数を増やしたりするのもよいでしょう。逆に気にならないところは回数を減らしてもかまいません。回数はあくまでも目安にしてください。

> **9-7 リンパ誘導マッサージの手順**
>
> リンパ誘導マッサージは,
> 「前処置」
> 「患肢のマッサージ」
> 「後処置」
> の3つからなります。

前処置

　浮腫で溜まったリンパ液を,健康なリンパ管系に吸収されやすくするための準備を行います。リンパ液の受け入れ先となるリンパ節を空っぽにし,そこに向かってリンパ液を誘導していくために非常に重要なマッサージです。受け入れ先となる基本のリンパ節は以下のとおりです。

- 右上肢リンパ浮腫は,左腋窩リンパ節と右鼠径リンパ節
- 左上肢リンパ浮腫は,右腋窩リンパ節と左鼠径リンパ節
- 右下肢リンパ浮腫は,右腋窩リンパ節
- 左下肢リンパ浮腫は,左腋窩リンパ節

患肢のマッサージ

　前処置を十分に行った後に行います。溜まっているリンパ液を流す方向は,受け入れ先になる健康なリンパ節です。

後処置

　マッサージの仕上げとして行います。前処置で行ったところを再度マッサージすることで,誘導してきたリンパ液を健康なリンパ管系へと,さらに効果的に送り込みます。

A. 上肢のセルフマッサージ：

（右側に浮腫がある場合のマッサージ　左側に浮腫がある場合は逆側のマッサージ）（9-8）

①前処置：肩回し／10回……鎖骨を動かすことを意識して，速くならないようゆっくり大きく回す。

②前処置：腹式呼吸／5回……おなかに手を当てて，最初に全部息を吐く。鼻から息を吸って，そのときおなかが前に大きく膨らむように。吐くときには，口から吐いて，おなかがへこむようにする。

③前処置：腹部①／3回……おなかに両手を当てて，時計まわりに「の」の字を描くように軽く回す。

④前処置：腹部②・乳び槽／5回……ウエストのくびれに手を当てて，中心に向かってゆっくりと押す。

⑤前処置：腋窩リンパ節／20回……健側腋窩。手の平を腋窩にぴったりと密着させ，円を描くようにゆっくりマッサージ。

⑥前処置：前胸部（健側の腋窩と患側の腋窩を結ぶライン）のマッサージ／5回……前胸部を左・真ん中・右に3等分し，健側腋窩（左）に近いほうから①・②・③の順に，円を描くようにマッサージ。③が終わったら，③・②・①の順に，両手の平を密着させ，皮膚を伸ばすイメージで戻る。

⑦前処置：鼠径リンパ節／20回……鼠径リンパ節の上に手の平を密着させ，付け根の奥に向けて，ゆっくり円を描くようにマッサージ。

⑧前処置：体側（浮腫側の腋窩と浮腫側の鼠径を結ぶライン）／5回……体の側面を縦に5等分し，鼠径にもっとも近い部位から，①～⑤の順に右鼠径リンパ節にむけて，円を描くようにマッサージ。

⑨患肢のマッサージ：右肩／5回……肩先を手でくるんで，しっかりと皮膚に密着させ，肩先に向けて，円を描くようにマッサージ。

⑩患肢のマッサージ：上腕外側／5回……上腕外側を2等分し，肩に近い部位から①・②の順に，肩先に向けて，円を描くようにマッサージ。

⑪患肢のマッサージ：上腕内側／5回……上腕内側を2等分し，肩に近い部位から①・②の順に，肩先に向けて，円を描くようにマッサージ。

⑫患肢のマッサージ：肘頭／5回……肩先に向けて円を描くようにマッサージ。

⑬患肢のマッサージ：肘内／5回……肩先に向けて円を描くようにマッサージ。

⑭患肢のマッサージ：前腕外側／5回……前腕外側を2等分し，肘に近い部位から①・②の順に，肩先に向けて，円を描くようにマッサージ。

⑮患肢のマッサージ：前腕内側／5回……前腕内側を2等分し，肘に近い部位から①・②の順に，肩先に向けて，円を描くようにマッサージ。

⑯患肢のマッサージ：手首／5回……しっかりと皮膚に密着させ，肩先に向けて，マッサージ。

⑰患肢のマッサージ：手背／5回……手の甲を肩先に向けて，円を描くようにマッサージ。

⑱-1　患肢のマッサージ：手指／5回……手の平を指全体に当て，肩先に向けて，円を描くようにマッサージ。

⑱-2　患肢のマッサージ：手指／5回……指の浮腫が強い場合は，指1本ずつていねいにマッサージすると効果的。指の浮腫がない場合は，指全体のみで可。

⑲患肢のマッサージ：手掌／5回……手の平を右と左に分けて，それぞれ手の平の外側に向けて，ゆっくりとマッサージ。

⑳後処置：手背／5回……肩先に向けて，皮膚を伸ばすようにマッサージ。

㉑後処置：前腕外側／5回……肩先に向けて，皮膚を伸ばすようにマッサージ。

㉒後処置：上腕外側／5回……肩先に向けて，皮膚を伸ばすようにマッサージ。

㉓後処置：体側（浮腫側の腋窩と浮腫側の鼠径を結ぶライン）／5回…

…右腋窩〜右鼠径に向けて，皮膚を伸ばすようにマッサージ。創が体側や背部に当る人は，創の下からマッサージを行う。

㉔ **後処置：鼠径リンパ節／20回**……鼠径リンパ節の上に手の平を密着させ，付け根の奥に向けて，ゆっくり円を描くようにマッサージ。

㉕ **後処置：前腕内側／5回**……肩先に向けて，皮膚を伸ばすようにマッサージ。

㉖ **後処置：上腕内側／5回**……肩先に向けて，皮膚を伸ばすようにマッサージ。

㉗ **後処置：前胸部（健側の腋窩と患側の腋窩を結ぶライン）のマッサージ／5回**……右腋窩リンパ節〜左腋窩リンパ節に向けて，皮膚を伸ばすようにマッサージ。

㉘ **後処置：腋窩リンパ節／20回**……健側腋窩のマッサージを行います。手の平を腋窩にぴったりと密着させ，円を描くようにゆっくりマッサージ。

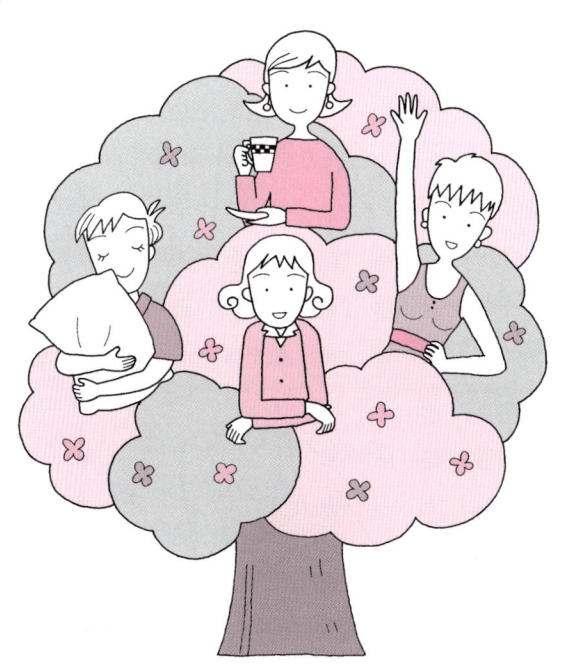

9-8-1 上肢セルフマッサージの実際

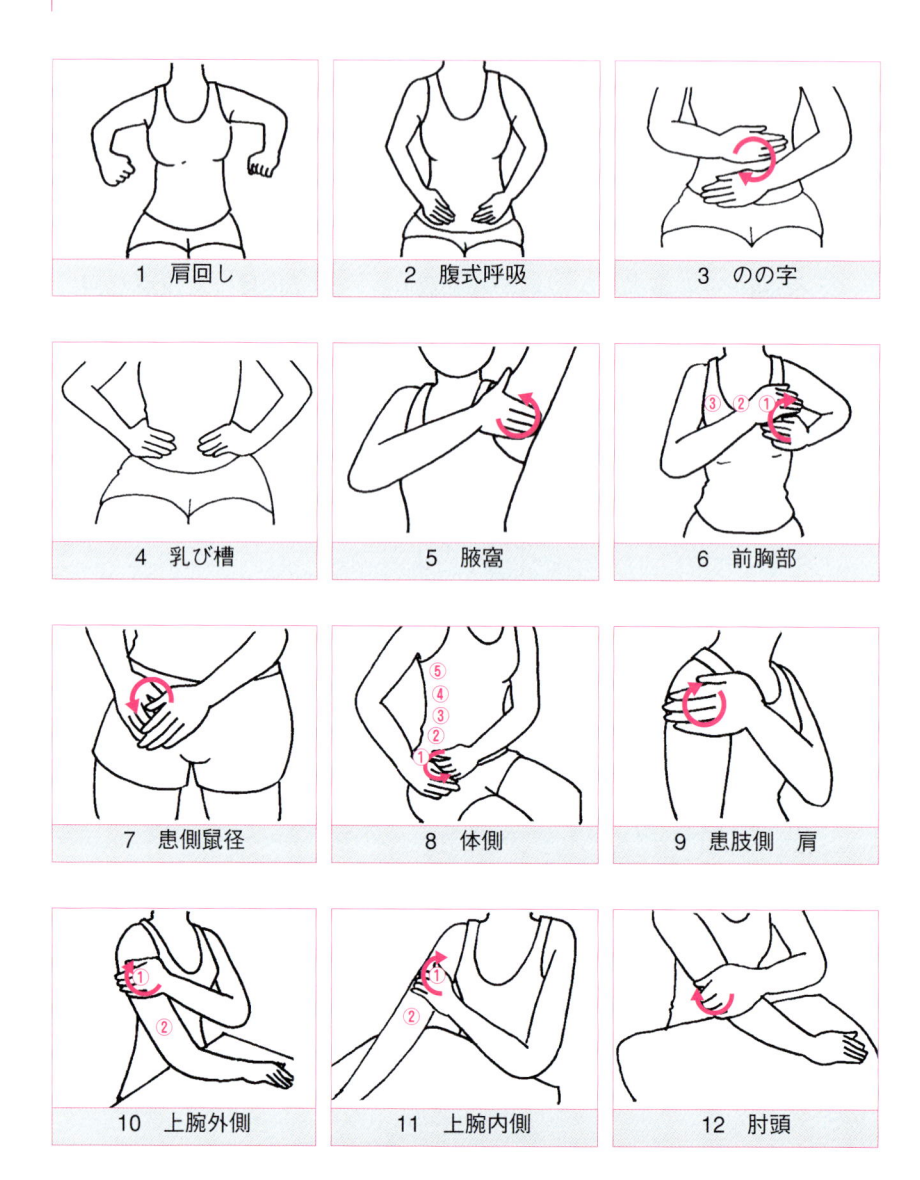

1 肩回し	2 腹式呼吸	3 のの字
4 乳び槽	5 腋窩	6 前胸部
7 患側鼠径	8 体側	9 患肢側 肩
10 上腕外側	11 上腕内側	12 肘頭

第Ⅸ章　リンパの流れをよくしましょう

9-8-2

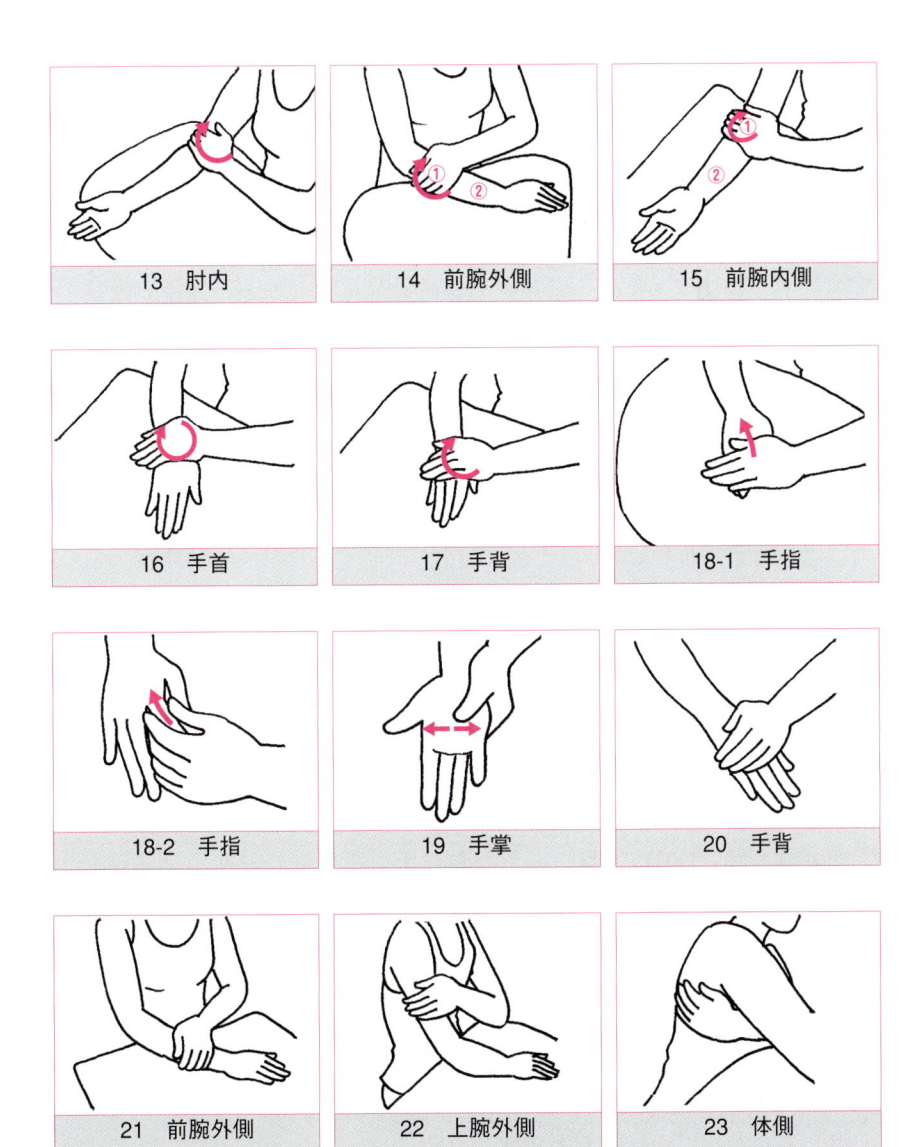

13　肘内	14　前腕外側	15　前腕内側
16　手首	17　手背	18-1　手指
18-2　手指	19　手掌	20　手背
21　前腕外側	22　上腕外側	23　体側

9-8-3

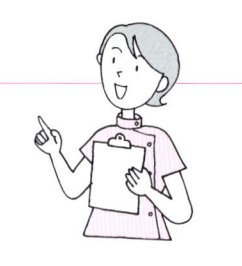

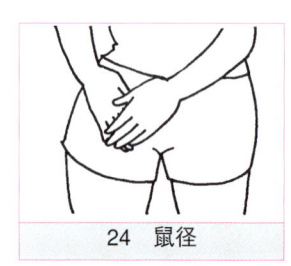

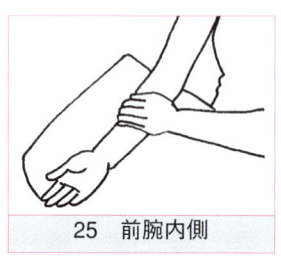

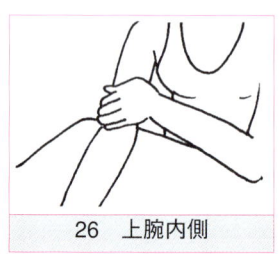

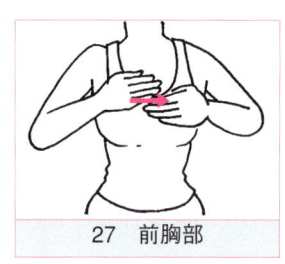

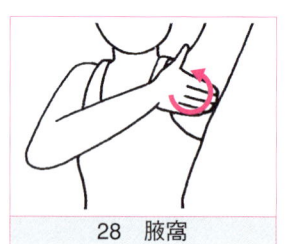

| 24 鼠径 | 25 前腕内側 | 26 上腕内側 |

| 27 前胸部 | 28 腋窩 |

B. 下肢のセルフマッサージ（左足に浮腫がある場合）(9-9)

①前処置：肩回し／10回……鎖骨を動かすことを意識して，速くならないようゆっくり大きく回す。

②前処置：腹式呼吸／5回……おなかに手を当てて，最初に全部息を吐く。鼻から息を吸って，そのときおなかが前に大きく膨らむように。吐くときには，口から吐いて，おなかがへこむようにする。

③前処置：腹部①／3回……おなかに両手を当てて，時計まわりに「の」の字を描くように軽くまわす。

④前処置：腹部②／乳び槽　5回……ウエストのくびれに手を当てて，中心に向かってゆっくりと押す。

⑤前処置：腋窩リンパ節／20回……患側腋窩。手の平を腋窩にぴったりと密着させ，円を描くようにゆっくりマッサージ。

⑥前処置：体側（患側の腋窩と患側の鼠径を結ぶライン）／5回……体の側面を縦に5等分し，腋窩にもっとも近い部位から①〜⑤の順に，左腋窩リンパ節に向けて，円を描くようにマッサージ。

⑦前処置：下腹部／5回……ウエスト〜恥骨までの間を3等分した外側から①・②・③の順に，左腋窩リンパ節に向けて，皮膚を伸ばすようにマッサージ。

⑧前処置：腰殿部／5回……腰骨と殿溝の間を3等分し，①・②・③の順に，左腋窩リンパ節に向けて，皮膚を伸ばすようにマッサージ。

⑨患肢のマッサージ：殿部外側／5回……左腋窩リンパ節に向けて，円を描くようにマッサージ。

⑩患肢のマッサージ：大腿外側／5回……大腿外側を3等分し，殿部外側に近い場所から①・②・③の順に，殿部外側に向けて，円を描くようにマッサージ。

⑪患肢のマッサージ：大腿前面／5回……大腿前面を3等分し，殿部外側に近い場所から①・②・③の順に，殿部外側に向けて，円を描くようにマッサージ。

⑫患肢のマッサージ：大腿内側／5回……大腿内側を3等分し，殿部外側に近い場所から①・②・③の順に，殿部外側に向けて，円を描くようにマッサージ。

⑬患肢のマッサージ：大腿後面／5回……大腿後面を3等分し，殿部外側に近い場所から①・②・③の順に，殿部外側に向けて，円を描くようにマッサージ。

⑬患肢のマッサージ：大腿外側・前面・内側／5回……両手で全体を包んで殿部外側に向けて皮膚を伸ばすようにマッサージ。

⑭患肢のマッサージ：膝頭／5回……殿部外側に向けて，円を描くようにマッサージ。

9-9-1 下肢セルフマッサージの実際

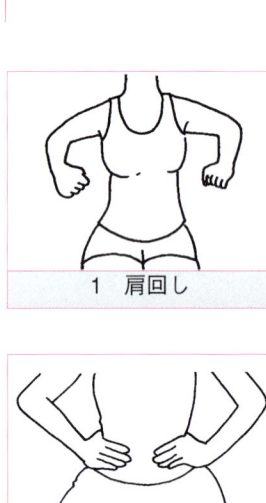

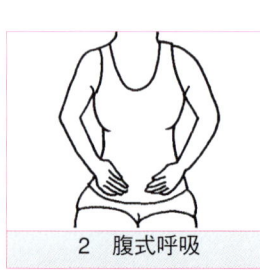

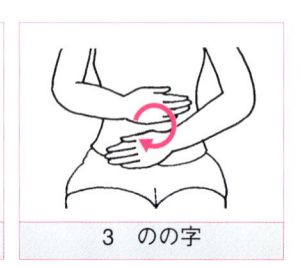

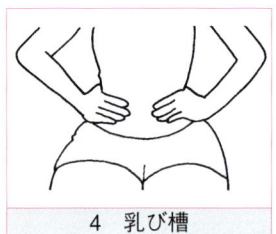

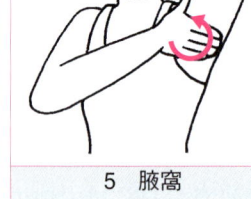

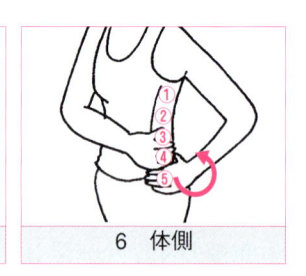

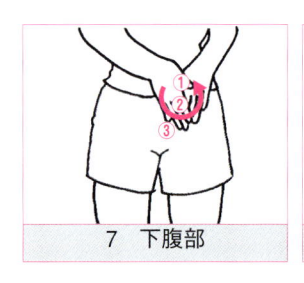

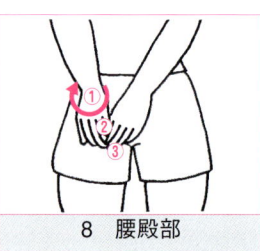

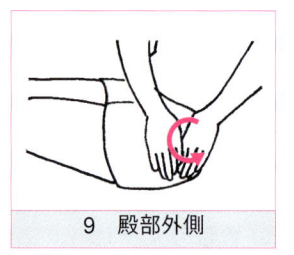

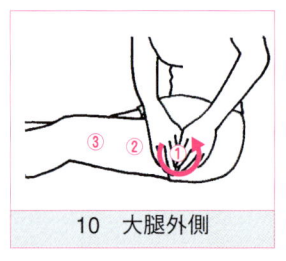

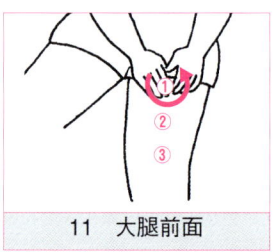

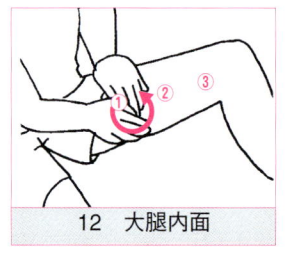

1 肩回し	2 腹式呼吸	3 のの字
4 乳び槽	5 腋窩	6 体側
7 下腹部	8 腰殿部	9 殿部外側
10 大腿外側	11 大腿前面	12 大腿内面

第IX章　リンパの流れをよくしましょう

9-9-2

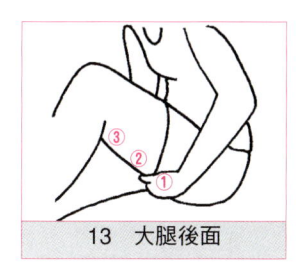

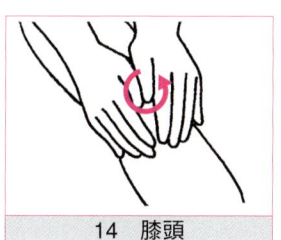

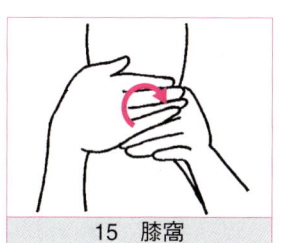

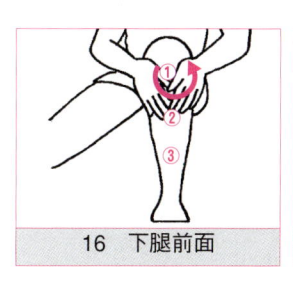

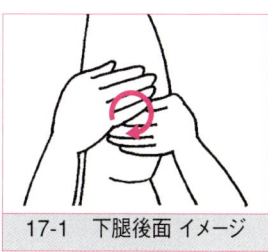

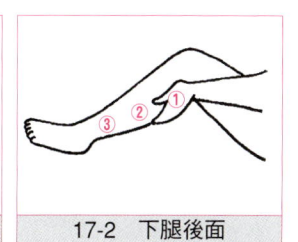

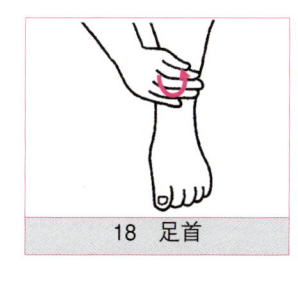

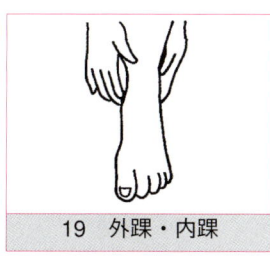

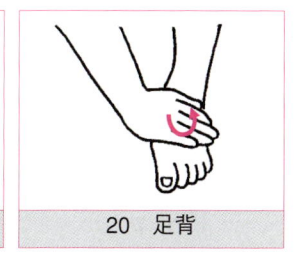

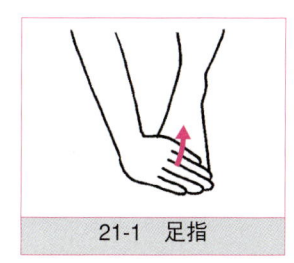

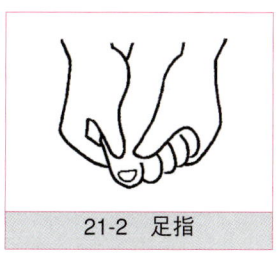

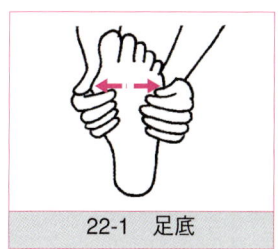

13　大腿後面	14　膝頭	15　膝窩
16　下腿前面	17-1　下腿後面 イメージ	17-2　下腿後面
18　足首	19　外踝・内踝	20　足背
21-1　足指	21-2　足指	22-1　足底

9-9-3

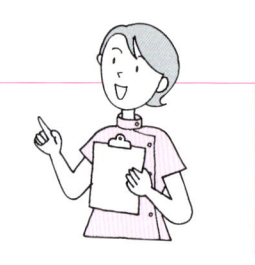

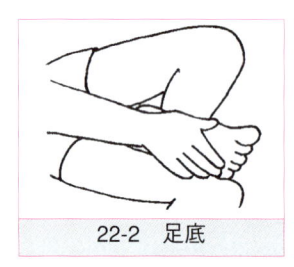

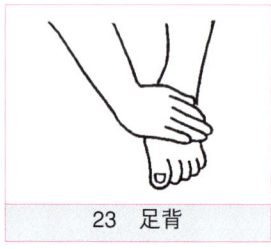

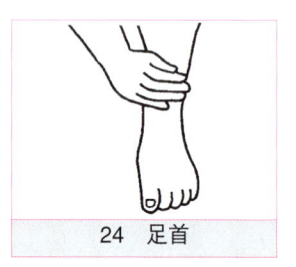

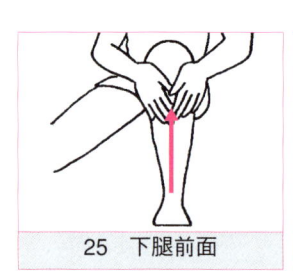

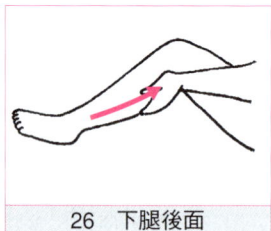

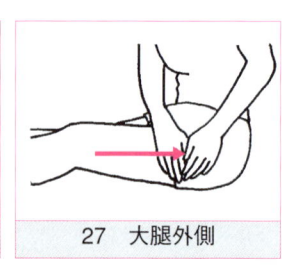

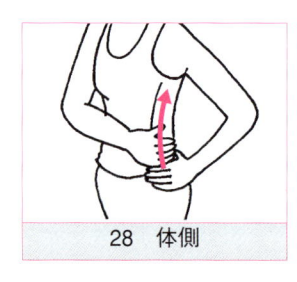

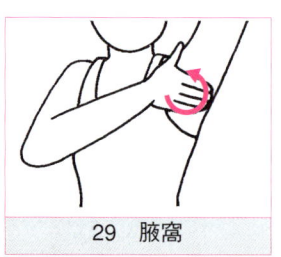

22-2 足底	23 足背	24 足首
25 下腿前面	26 下腿後面	27 大腿外側
28 体側	29 腋窩	

⑮患肢のマッサージ：膝窩／5回……殿部外側に向けて，円を描くようにマッサージ。

⑯患肢のマッサージ：下腿前面／5回……下腿前面を3等分し，膝に近い場所から①・②・③の順に，殿部外側に向けて，円を描くようにマッサージ。

⑰-1　患肢のマッサージ……手の位置のイメージ：下腿後面マッサージを裏からみた場合。

⑰-2　患肢のマッサージ：下腿後面／5回……下腿後面を3等分し，膝に近い場所から①・②・③の順に，殿部外側に向けて，円を描くようにマッサージ。

⑱患肢のマッサージ：足首／5回……手の平を密着させ，上へ向けてマッサージ。

⑲患肢のマッサージ：外踝・内踝／5回……上へ向けて，皮膚を伸ばすようにマッサージ。

⑳患肢のマッサージ：足背／5回……足首に向けて，皮膚を上へ伸ばすようにマッサージ。

㉑-1　患肢のマッサージ：足指／5回……（指に浮腫がみられない場合）足指全体を手の平で覆い，手の平をずらすようなイメージでマッサージ。

㉑-2　足指／5回……（指に浮腫が著明な場合）指の付け根から指先まで，1本1本マッサージ。

㉒-1　患肢のマッサージ：足底／5回……（浮腫が強くて，㉒-2のように足を曲げてマッサージできない場合）足を伸ばした状態で，足底を両手で包み，足背に向けてマッサージします。

㉒-2　患肢のマッサージ：足底／5回……手の平で足裏全体を覆って，足背に向けてマッサージ。

㉓後処置：足背／5回……足首に向けて，皮膚を伸ばすようにマッサージ。

㉔後処置：足首／5回……足首に向けて，皮膚を伸ばすようにマッサージ。

㉕後処置：下腿前面／5回……殿部外側に向けて，皮膚を伸ばすようにマッサージ。

㉖後処置：下腿後面／5回……殿部外側に向けて，皮膚を伸ばすよう

にマッサージ。
㉗ 後処置：大腿外側／5回……殿部外側に向けて，皮膚を伸ばすようにマッサージ。
㉘ 後処置：体側（患側の腋窩と患側の鼠径を結ぶラインを戻るマッサージ）／5回……左腋窩リンパ節に向けて，下から上へ，皮膚を伸ばすようにマッサージ。
㉙ 後処置：腋窩リンパ節／20回……患側腋窩。手の平を腋窩にぴったりと密着させ，円を描くようにゆっくりマッサージ。

3 セルフマッサージの注意

A. 回数と時間

　通院治療では，患者さん自らが自宅で行うセルフマッサージが中心です。1日朝と夕の2回行うことを原則としますが，行う時間，必要な回数などは，患者さん自身の生活パターンと相談しながら，また治療効果をみながら適宜決めていくことになります。

　リンパ誘導マッサージを最初から終わりまで一式すべて行うと，30分前後かかります。いつもすべてのコースを行わなければいけないわけではありません。全コースのマッサージ以外に，生活パターンに応じて簡略化したマッサージ，局所的なマッサージを適宜加えていくことも大切です。

　いずれにしても，継続して行うことがもっとも大切ですので，患者さんの生活パターンを考慮した方法を，医療者がともに考えていくことが必要となります。

B. 弾性ストッキング・スリーブは脱いで行う

　リンパ誘導マッサージを行うときには，弾性ストッキング，弾性スリーブを脱いで行います。マッサージでは皮膚を動かすことが大切ですが，弾性ストッキング・スリーブをつけたままでは皮膚は動きにくく，リンパ管に十分な力が加わらないからです。

　同様に，べとべとする軟膏などをつけてマッサージすると，皮膚が滑って，十分に動きません。また，寒い季節では，お風呂の中でマッサージする人もいることでしょう。このときも同じ理由で，皮膚を十分動かすために石鹸は洗い流してから行うほうがよいでしょう。マッサージの順番どおりに体を洗う習慣を身につけるのもよいでしょう。

　マッサージするときには，筋肉の緊張をとるためにもリラックスした状態で行いましょう。ときどき深呼吸するのもよいでしょう。深呼吸はリンパの流れを促進させます。

　仕事や家事の忙しい合間などにマッサージすることもあるでしょう。このときには，気になる部分や疲れた部分，浮腫の大きい部分だけを短時間マッサージすることになります。仕事や家事の合間に行うときには，方向と順序を守れば，行える時間に，行いやすい方法で，自分のペースで行えばよいと思います。

④ マッサージを行ってはいけないとき

　次のときには，主治医と相談してリンパ誘導マッサージを行うことになります (9-10)。

蜂窩織炎を起こしているとき

　蜂窩織炎を起こしているときには，マッサージを行ってはいけません。炎症を広げてしまいます。炎症が治まったことを確認してからマッサージを再開することになります。患肢に傷やおできなどができているとき

も同じです。

心不全

　高度な心不全では，マッサージにより心不全の症状を悪化させるかもしれません。心臓の病気をもっている人は，主治医と相談してからはじめるとよいでしょう。

深部静脈血栓症

　深部静脈血栓症の急性期にマッサージを行うと，エコノミークラス症候群ともよばれる肺血栓塞栓症(はいけっせんそくせんしょう)を起こす危険があります。急性期には決して行わないでください。皮膚表面の血栓性静脈炎(けっせんせいじょうみゃくえん)も同じです。急性期が過ぎてからマッサージをはじめます。

がん，とくに再発や転移があるとき

　マッサージをする部位近くにがんの転移や再発があるときには，マッサージを行ってよいか，どうか，誰も自信をもって回答できません。マッサージでがんを広げてしまうかもしれないからです。非常にむずかしい問題ですので，マッサージの利点と不利益を考え，本人，家族，主治医，セラピストが話し合って，納得のうえで決めていくことになるでしょう。

> **9–10　こんなときには，主治医と相談**
>
> リンパ誘導マッサージ：
> こんなときには医師に相談
> ・蜂窩織炎を起こしているとき
> ・心不全があるとき
> ・深部静脈血栓症
> ・がん，とくに再発や転移があるとき

⑤　リンパ誘導マッサージのいろいろな部位への応用

A. 頭や顔の浮腫

　頭頸部領域のがんの治療後などに顔や頭部にむくみを起こすことがあります。日常行う洗顔や洗髪時にもマッサージの手順で洗うとよいで

9-11 顔のマッサージ①　　**9-12** 顔のマッサージ②

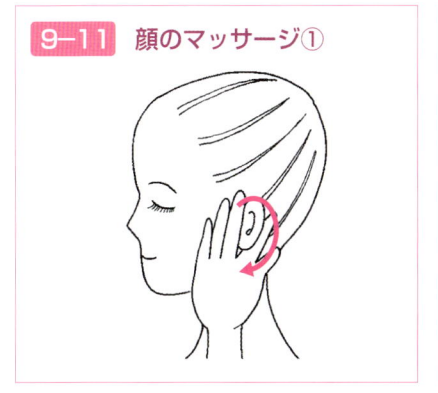

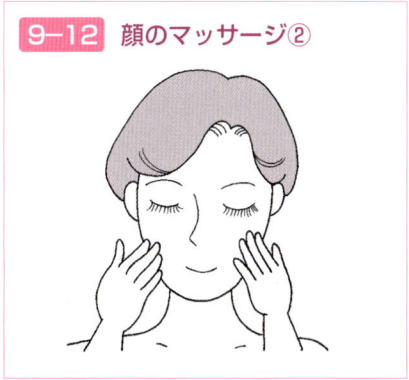

しょう。がんの進行，再発，転移による浮腫に対してはセラピストの専門的なケアが必要となる場合もあります。

・**顔：最終排液リンパ節は左右の腋窩リンパ節**

●前処置

① 肩回し10回
② 腹式呼吸5回
③ 左右の腋窩リンパ節のマッサージ20回
④ 左右の耳の下から左右の腋窩に向かって皮膚を伸ばすようにマッサージ10回

●顔のマッサージ

⑤ あごの下からえらに沿って親指でさする10回
⑥ 人差し指と中指で耳をはさんだ状態で手の平全体を頬，あごにかけて密着させ皮膚を下に引くように円を描いてマッサージ10回（9-11）
⑦ 顔を左右に分け中央部分から耳に向かって皮膚を伸ばすようにマッサージ10回（9-12）

●後処置

⑥④③をもう一度行う。

9-13 頭のマッサージ

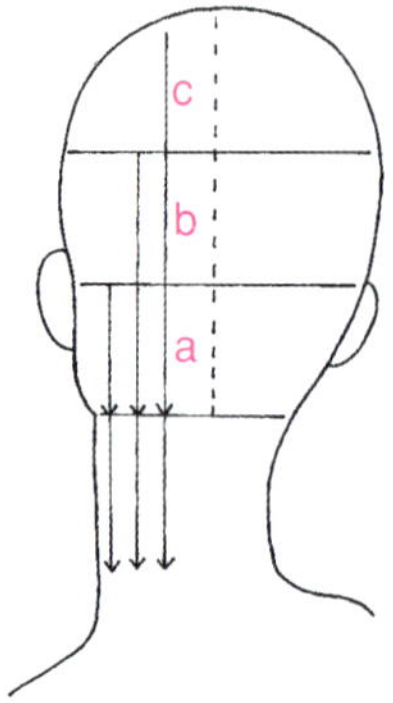

9-14 背部のマッサージ
右上肢リンパ浮腫の場合

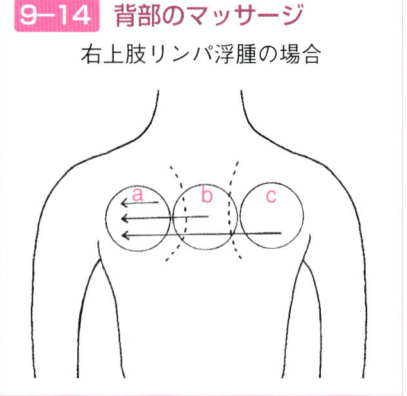

・頭：最終排液リンパ節は左右の腋窩リンパ節

●前処置

①〜③

④ 左右の後頸部から後腋窩に向かって皮膚を伸ばすようにマッサージ10回

●頭のマッサージ

⑤ 頭頂部までを3等分し，首筋からa，b，cの順に後頸部に向かってマッサージ5〜10回（9-13）

⑥ 前額部の髪の生え際から後頸部に向かってマッサージ5〜10回

●後処置

④③をもう一度行う。

B. 背中や腋窩後方部の浮腫

　乳がん治療後のリンパ浮腫で背中や脇のすぐ後ろに張りや違和感を感じる方もいます。この場合，基本のマッサージに加え次のようなマッサージを行うとよいでしょう。

① 背部の両腋窩の間をa，b，cの順にマッサージ（家族の協力を得て）各5〜10回（右上肢リンパ浮腫のとき）（9-14）

② 浮腫側の後腋窩にぐっと手を回し，患側鼠径に向かってマッサージ5〜10回

C. 下腹部，陰部の浮腫

最終排液リンパ節は左右の腋窩リンパ節

●前処置

① 肩回し10回
② 腹部のマッサージ10回
③ 腹式呼吸5回
④ 左右の腋窩リンパ節のマッサージ20回
⑤ 体側のマッサージ（下肢の浮腫のマッサージ参照）

9-15 下腹部，陰部のマッサージ

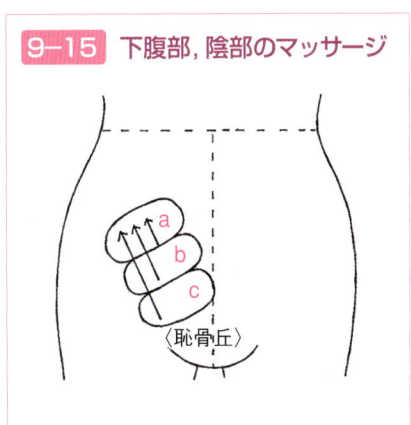

〈恥骨丘〉

●患部のマッサージ

⑥ 下腹部を左右に分けてa，b，cの順にウエストに向かってマッサージ各5〜10回（9-15）。恥骨丘を左右に分けて下腹部に向かってマッサージ5〜10回
⑦ 陰部を左右に分けて下腹部に向かってマッサージ5〜10回

●後処置

⑧ 陰部，下腹部から体側を通り腋窩まで，手を止めずにさすり上げていく

D. 指の浮腫

浮腫が強いときは上下肢の基本のマッサージを行うときに指1本ずつ，指の根元からマッサージします。

E. 左右両方の腕がリンパ浮腫のとき

この場合は両側とも腋窩リンパ節は患側となるため，受け入れ先リンパ節として左右の鼠径リンパ節へのみマッサージを行います。

F. 左右両方の脚がリンパ浮腫のとき

　子宮がんや卵巣がんなどの手術後に起こる下肢のリンパ浮腫では，リンパ浮腫が両足に起こることも少なくありません。

　しかし，このときのマッサージは，通常の下肢のリンパマッサージと考え方，やり方は同じです。受け入れ先のリンパ節は左右それぞれの腋窩ですので，浮腫が右だけでも左だけでも，両方でも，流す先は同じだからです。

G. ほぐし手技

　リンパ浮腫では，進行すると皮膚がしだいに硬くなってきます。硬くなった皮膚には「ほぐし手技」を使います。

　硬くなった皮膚をいきなりぐいぐいもみほぐすのは危険です。ゆっくりとやさしい軽い圧で行い，皮膚のゆとりをつくりましょう。その後で，通常の患部のマッサージを行います。

　・下肢などの広い面……手の平全体を皮膚に密着させ，ゆっくりと痛くないように圧をかける。

　・上肢や関節周りなど……指の腹を皮膚に密着させたまま痛くないように圧をかけ，関節を動かしたり腕をひねったりしながら筋肉を動かす。

　ほぐし手技はセラピストの指導のもとに行うようにしてください。

H. 一次性リンパ浮腫へのリンパ誘導マッサージ

　上肢は二次性（続発性）リンパ浮腫の場合と同じです。

　下肢は受け入れ先となるリンパ節が腋窩と健側の鼠径リンパ節になります。ただし今現在反対側に浮腫がなくても，一度でも反対側の四肢にリンパ浮腫の既往があれば上肢なら鼠径リンパ節のみが，下肢なら腋窩リンパ節のみが受け入れ先のリンパ節となります。

　方法は同じです。

第X章 その他の治療法

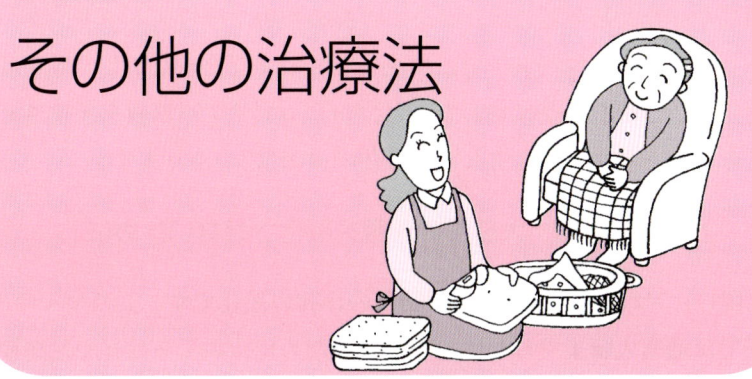

1 機械によるマッサージ

　リンパ浮腫の治療に用いられるマッサージ器具があります。波動式空気マッサージ器，エアポンプマッサージ器，機械的ポンプマッサージ器などともよばれていますが，国際的には間欠的空気圧迫装置（かんけつてきくうきあっぱくそうち）(IPCと略します）といい，リンパ浮腫のほかに，深部静脈血栓症の予防や静脈疾患の治療にも使われている優れた医療機器です（10−1）。この器具を用いたマッサージを，手で行う用手的マッサージに対比して機械的マッサージともよぶことがあります。

　機械的マッサージは，下記に述べるように用手的マッサージと併用して行いますが，自分で行うマッサージに比較し手間と労力を大幅に減らすことができ，またとくに手や腰に痛みのある人などにはおおいに利用されます。

　複数の袋を上肢や下肢に巻き，下の袋から順に空気を入れ，マッサージするものです。われわれが

10−1 間欠的空気圧迫法（IPC）

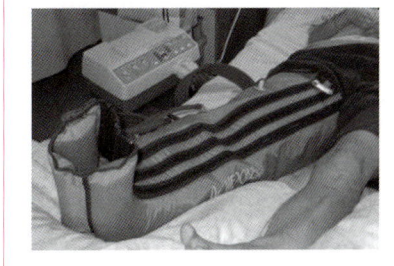

111

医師になった40数年前には，リンパ浮腫の治療は弾性ストッキング・スリーブとこの間欠的空気圧迫法に決まっていました。しかし，現在は間欠的空気圧迫法を上手に使わないと，かえってリンパ浮腫を悪化させてしまうことがわかってきました。悪化の原因は2つあります。

A. 下腹部，陰部，大腿部の浮腫を悪化させないために

原因の1つは下腹部や陰部，大腿部の浮腫の悪化です。このマッサージ器では通常大腿までしか圧迫できないために，ふくらはぎや足関節などの浮腫が軽減した分，大腿およびそれ以上の部分の浮腫が悪化してしまうことがあります。下腹部や陰部，大腿部の浮腫には手によるマッサージが効果がありますので，機械によるマッサージの前後に必ず手によるマッサージを行う必要があります。

B. リンパ管を損傷させないために

2つめの悪化の原因は，機械によるマッサージでは圧迫圧が強いと，かえってリンパ管が壊されてしまう危険があるといわれていることです。ですから，圧迫圧を30～50mmHgに設定して使用します。静脈疾患などの他疾患には80mmHgや100mmHg，あるいは100mmHgを超える圧迫圧で使用するという報告もありますが，リンパ浮腫の治療では弱い圧迫圧で使用します。

C. 機械的マッサージの使い方

機械的マッサージの使用前後に手で行うマッサージ（リンパ誘導マッサージ）を行ってください。機械的マッサージの前後に行うリンパ誘導マッサージは，全コースを行いますが全体の時間を少しずつ節約して行ってもよいと思います。

圧迫圧は30～50mmHgに設定します。時間は20～30分で，1日1～2回行います。

本器をリースで借り，使用してみることもできます。

浮腫が強くて，患肢がカフの中に入らないときには拡張帯を使ってカフを広げます（10-2）。

D. 合併症

弾性ストッキングなどと同様に圧迫による合併症に気をつけるべきですが，間欠的空気圧迫法に比較的特異的な合併症として総腓骨神経麻痺と区画症候群があります。

E. 慎重に使ったほうがよいとき，禁忌

他の圧迫療法と同様に，うっ血性心不全や動脈血行障害があるときには慎重に使用します。とくに急性期の深部静脈血栓症が存在すると肺塞栓症を起こす危険が大きいことに注意がいります。蜂窩織炎を起こしたときには炎症が治まるまで使用はしないようにします。

2 手術でなおす

10-2 拡張帯

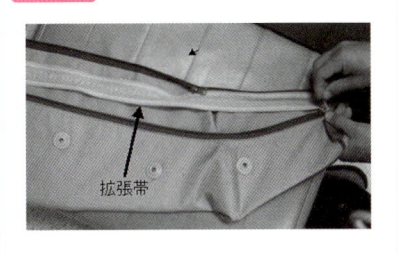

浮腫が強いと足がカフの中に入りません。拡張帯を使い，カフを太くします。

われわれが血管外科医になった40数年前は，リンパ浮腫にもいろいろな手術が行われました。しかし，いずれの手術も治療効果が長続きせず，現在はまったく使用されなくなりました。最近は，リンパ管と静脈をつないで（リンパ管－静脈吻合）リンパ液を健常な静脈に流して，リンパのうっ滞を軽減させようとする試みが行われています。非常に良好な治療成績も報告されていますが，今後はどのようなリンパ浮腫に効果がよいのか，適応がはっきりするとよいと思っています。

③ 薬

　リンパ浮腫の患者さんから「リンパ浮腫にきく薬はないですか？」とよく聞かれます。残念ながら，リンパ浮腫の治療に使われる薬はありません。

　よく心臓などの浮腫に利尿剤が使用されます。かつてはリンパ浮腫の治療にも利尿剤が使われたこともあり，リンパ浮腫の初期には一時的な効果がみられることもありますが，現在は使われていません。リンパ浮腫の治療では複合的理学療法を主とする理学療法が中心です。リンパ浮腫に効果のある薬が近い将来に開発されることを期待しています。

④ 食事

　リンパ浮腫に効果がある食事も，悪い食事もありません。もちろん，一般論として太り過ぎないように，またバランスのよい食事をとることが勧められます。

第XI章 こんなときにはリンパ浮腫専門病院へ

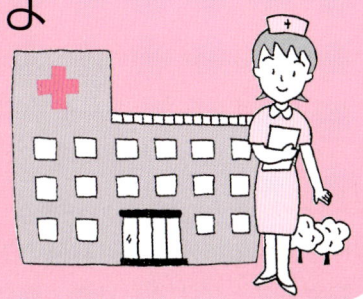

1 リンパ浮腫専門医療機関

　リンパ浮腫の多くは，適切に治療すれば浮腫，症状は改善し，日常生活にもほとんど支障がなくなります。

　しかし，非常に浮腫が高度になってしまい，皮膚が硬くなったり，変形したリンパ浮腫や蜂窩織炎を繰り返すリンパ浮腫，適切な治療を行っても治療効果が上がらないリンパ浮腫では，リンパ浮腫の治療を専門とする医療機関に紹介したほうがよいでしょう。

　リンパ浮腫専門医療機関でも治療の基本的な方法は同じかもしれません。しかし，リンパ浮腫専門医療機関では，患者さんの日常生活の見直しといっそう徹底した適切な日常生活指導が行われます。また，リンパ誘導マッサージの技術や方法，弾性ストッキング・スリーブの種類や圧迫圧の再検討が行われます。

　リンパ浮腫専門医療機関には，一人ひとりの患者さんに，なにが正しく，どこが不足しているのかを評価できる知識と経験をもつスタッフが治療にあたっています。

2 リンパ浮腫の入院治療

　ドイツなどヨーロッパでは，しばしば4～6週間の入院でリンパ浮腫が治療されています。しかし，日本では医療体制・保険制度の違い，医療者や患者のリンパ浮腫への意識の違いなどからリンパ浮腫のほとんどは通院で治療されています。しかし，通院ではなかなか治療効果が上がらないとき，非常に高度なリンパ浮腫には入院での治療が勧められます。

　入院することにより，日常・社会生活から切り離され，ゆったりした気持ちでリンパ誘導マッサージを行うこともでき，時間を十分にとってリンパ浮腫の治療に専念できます。入院中は，患肢の挙上や，積極的な歩行・運動，リンパ誘導マッサージでリンパ還流を促進させます。

　また，入院では弾性ストッキング・スリーブの代わりに弾性包帯を使用します。弾性包帯を使用することにより，しっかりとした強固な圧迫が可能になりますので，治療効果がいっそう上がります。2～3時間おきに弾性包帯を巻き直します。また，入院中に弾性包帯を巻く技術を習得することにより，退院後も上手に包帯を使うことができます。実際，退院した後にも弾性包帯を継続して使用し，さらに患肢が細くなる人も少なくありません（11-1）。

　また，弾性包帯の使い方，リンパ誘導マッサージの技術の習得以外にも，医師やセラピストとの接触時間が多くなり，リンパ浮腫の知識・技術も増えていくことでしょう。リンパ浮腫治療においては，入院は教育入院の役割も大きいと考えています。

11-1 子宮がん術後の高度リンパ浮腫

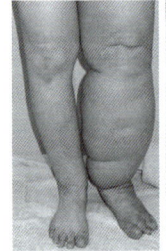

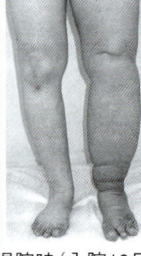

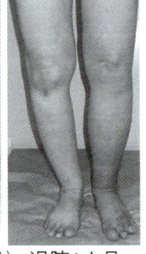

入院時　　退院時（入院10日）　　退院1カ月

入院中は弾性包帯を中心に治療し，また弾性包帯の巻き方を指導する。入院10日目（退院時）で，ふくらはぎ，足首は10cm前後縮小。さらに退院後も弾性ストッキングの上に弾性包帯を使用し，退院1カ月後でふくらはぎ，足首はさらに5cmあまり細くなっている。

第XII章 リンパ浮腫と保険

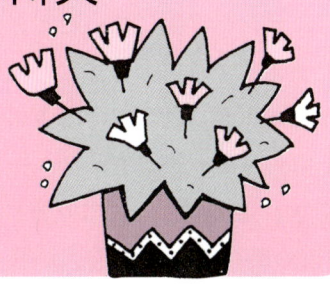

2008年4月からリンパ浮腫の予防と治療の一部が保険適応になりました。予防に対する周術期指導料と，治療に対する弾性ストッキング・スリーブへの療養費払いとしての保険認可です（12-1）。

1 予防

予防では，乳がん，子宮がん，卵巣がん，前立腺がんなどの手術を受ける患者さんにリンパ浮腫の話をし，予防として日常生活の中でどんなことに気をつけたらよいか，どんな日常生活が大切かを説明します（第Ⅳ章参照）。簡単なパンフレットを用意しておくと，患者さんは理解しやすいでしょう。またリンパ浮腫になったときのために，治療法——圧迫療法や，リンパ誘導マッサージなど——についても話をし，リンパ浮腫への理解を深めてもらいます。

そして，リンパ浮腫を疑う症状があったときにはすぐに来院するよう指導します（5-1）。

2 治療と弾性ストッキング・スリーブ

　実際にリンパ浮腫になったときには，弾性ストッキング・スリーブが保険で使えるようになりました。弾性ストッキング・スリーブが患肢の変形などで上手に使えないときには代わりに弾性包帯が保険適応になります。弾性ストッキング・スリーブは，6カ月ごとに更新できます。

　支給される額は，1着当り弾性ストッキングについては，28,000円（片足用の場合は25,000円），弾性スリーブについては16,000円，弾性グローブについては15,000円が上限です。弾性包帯は，筒状包帯，綿包帯など必要な1組がそれぞれ上肢7,000円，下肢14,000円が上限です。

　弾性ストッキング・スリーブも弾性包帯も，洗い替えを考慮して1度に2着（2組）購入することができます。

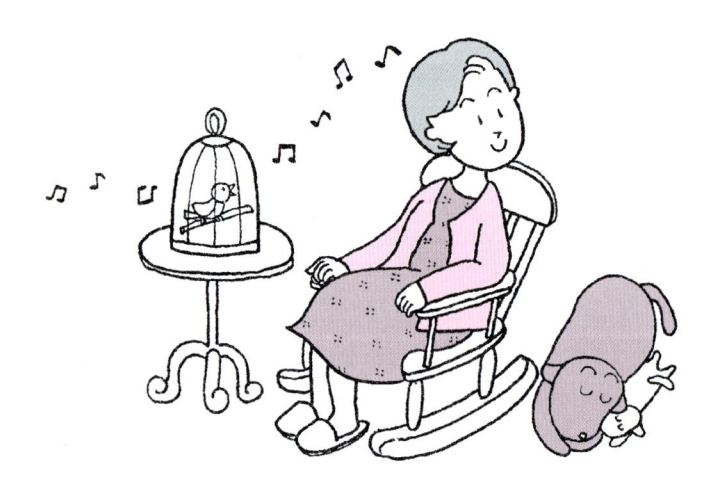

12-1 厚生労働省官報写① （2008年3月5日公表の官報より一部抜粋）

診療報酬の算定方法の制定等に伴う実施上の留意事項について

B001-7 リンパ浮腫指導管理料
(1) リンパ浮腫指導管理料は，手術前又は手術後において，以下に示す事項について個別に説明及び指導管理を行った場合に算定する
　ア　リンパ浮腫の病因と病態
　イ　リンパ浮腫の治療方法と概要
　ウ　セルフケアの重要性と局所へのリンパ液の停滞を予防及び改善するための具体的実施方法
　　(イ)　リンパドレナージに関すること
　　(ロ)　弾性着衣又は弾性包帯による圧迫に関すること
　　(ハ)　弾性着衣又は弾性包帯を着用した状態での運動に関すること
　　(ニ)　保湿及び清潔の維持等のスキンケアに関すること
　エ　生活上の具体的注意事項
　　　リンパ浮腫を発症又は増悪させる感染症又は肥満の予防に関すること
　オ　感染症の発症等増悪時の対処方法
　　　感染症の発症等による増悪時における診察及び投薬の必要性に関すること
(2) 指導内容の要点を診療録に記載する
(3) 手術前においてリンパ浮腫に関する指導を行った場合であって，結果的に手術が行われなかった場合にはリンパ浮腫指導管理料は算定できない。
(「リンパ浮腫指導管理料」は，2010年4月より退院後にもう一度算定できることになりました。)

厚生労働省官報写② 　　保発第0321002号　　平成20年3月21日

四肢のリンパ浮腫治療のための弾性着衣等に係る療養費の支給について

　標記については，今般，中央社会保険医療協議会において，新たな技術として保険適用（療養費として支給）することが承認されたことから，四肢のリンパ浮腫治療のための弾性ストッキング，弾性スリーブ，弾性グローブ及び弾性包帯（以下「弾性着衣」等と言う。）に係る療養費の取扱いを下記のとおりとするので，関係者に対して周知を図るとともに，その実施に遺憾のないようご配慮いただきたい。

記

1　目的

　腋窩，骨盤内の広範なリンパ節郭清術を伴う悪性腫瘍の術後に発生する四肢のリンパ浮腫の重篤化予防を目的とした弾性着衣等の購入費用について療養費として支給する。

2　支給対象

　上記悪性腫瘍術後の四肢のリンパ浮腫の治療のために，医師の指示に基づき購入する弾性着衣等について，療養費の支給対象とする。

　なお，弾性包帯については，弾性ストッキング，弾性スリーブ及び弾性グローブを使用できないと認められる場合に限り療養費の支給対象とする。

3　適用年月日

　本通知の取扱いは平成20年4月1日から適用する。

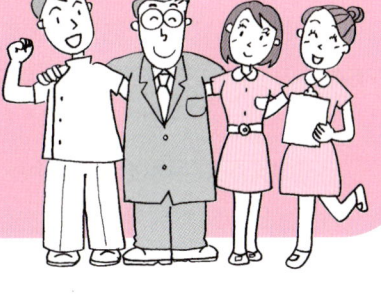

第XIII章 みなさんのご質問にお答えします Q&A

リンパ浮腫全般についての質問

Q1. リンパ浮腫で患肢が切断になることがありますか？

A：リンパ浮腫では，動脈の血行障害のように足や手が壊死になることはありません。ですから，リンパ浮腫で足や手が切断になることはきわめてまれであると考えてよいでしょう。しかし，切断せざるを得なくなることがまったくないわけではありません。ひとつはリンパ管肉腫ができたとき，他は傷などができ敗血症になって生命が脅かされたときです。幸いなことに，いずれもきわめてまれなことです。

Q2. リンパ浮腫で命を落とすことがありますか？

A：上の質問と同じで，きわめてまれですがリンパ管肉腫，敗血症では生命が危険にさらされることがあります。

Q3. 子宮がんの手術で，上肢にリンパ浮腫が起こることがありますか？

A：基本的にはありません。子宮がんの治療では骨盤内のリンパ節の郭清を行いますが，骨盤内のリンパの流れが悪くなっても上肢のリンパの流れは悪くならないからです。上肢のリンパの流れと下肢のリンパの流れとは

121

まったく別経路です。ですから，逆に乳がんの患者さんに足のリンパ浮腫が起こることもありません。

　しかし，きわめてまれなことですが，乳がんが骨盤内に転移をすると下肢のリンパ浮腫が起こることもあります。また，子宮がんの手術後に，がんが鎖骨あたりのリンパ節に転移して上肢のリンパ浮腫が起きたこともあります。

Q4. 右の乳がん手術後に，左手がリンパ浮腫になることがありますか？

A：通常はありません。左右の上肢でリンパの流れの経路は別々だからです。しかし，右の乳がんが左の上腕骨に転移して，そこへの放射線治療後に左上肢がリンパ浮腫になった人もいます。

Q5. 子宮がんで左下肢がリンパ浮腫になったが，右下肢もリンパ浮腫になることがありますか？

A：十分に可能性があります。手術では基本的に左右対称的にリンパ節の郭清を行います。ですから，左右どちらの足にもリンパ浮腫が起こる可能性があります。実際，多くの場合，左右の浮腫の程度は違いますが，両下肢にリンパ浮腫がみられることもめずらしいことではありません(13-1)。ですから，片方の下肢がリンパ浮腫になったら，反対のほうにリンパ浮腫が起こらないように予防に気をつけたほうがよいことになります。

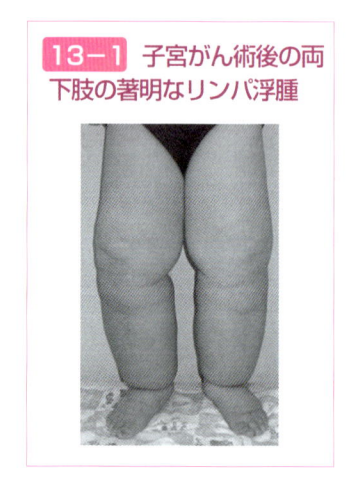

13-1　子宮がん術後の両下肢の著明なリンパ浮腫

Q6. リンパ浮腫で強い痛みが出ますか？

A：リンパ浮腫では，重い，だるい痛みなどの症状が出ることがありますが，強い，鋭い痛みは出ません。もし患肢に鎮痛剤が必要なほどの強い痛みが出れば，神経痛や炎症による痛みなど他の原因が考えられます。

気をつけなければいけないのは，再発やリンパ節への転移が起こり，近くの神経が圧迫されると強い痛みが出ることです。

また，上肢では牽引痛(けんいんつう)といって浮腫が非常に高度なときには，上肢の重さで神経が引っ張られて強い痛みが胸，肩，腕に出ることがあります。

リンパ浮腫の診断についての質問

むくみの診断（圧痕）

浮腫の診断には，指で足などを押してみて，その跡（圧痕）が残るかどうかで診断します。この圧痕ができる浮腫を圧痕性浮腫pitting edemaといいます。上肢リンパ浮腫では，よく手の甲や前腕に圧痕ができます。下肢リンパ浮腫では足の甲，くるぶしの後ろ，むこうずね（前脛部）によくみられます。

Q7． くるぶしの後ろの浮腫はどのように診断するのですか？
A： 初期のうちはリンパ浮腫がはっきりしないこともあります。患者さんにベッド上で後ろ向きになってもらうと，くるぶしの後ろの浮腫がはっきりとわかることがあります。左右の足で比較してみるとよいでしょう。もちろん，圧痕もみられます（13-2）。

Q8． 乳がんの手術後で，わきの下（腋窩）や背中がむくむことがありますか？
A： わきの下や背中のリンパ液も腕のリンパ液と同様に腋窩リンパ節に集まります。ですから乳がん手術で腋窩リンパ節を切除すると，腕だけではなく，わきの下や背中に浮腫が起こることがあります（13-3）。

Q9． 下肢リンパ浮腫の診察は，立って行うほうがよいのですか？
A： 原則として，患者さんにベッドの上に立ってもらって診察します

13-2 くるぶしの後ろ（左下肢リンパ浮腫）

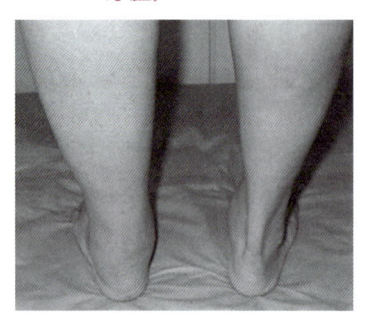

右足ではアキレス腱がよく見えますが、左足ではくるぶしの後ろに浮腫が著明でアキレス腱がはっきりしません。くるぶしの後方は浮腫がよく見られる部位です。

13-3 乳がん術後の左上肢リンパ浮腫

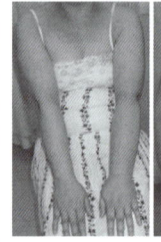

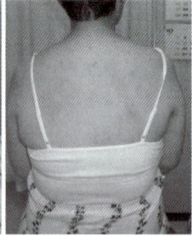

右の図で左のわきの下から背中にかけても浮腫が見られます。

13-4 リンパ浮腫の診察

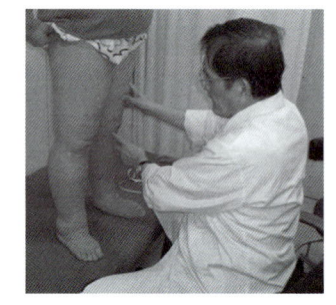

原則として立位で行う。

（13-4）。ベッドに立ったほうが、足がわれわれの目の高さになり、爪先まで十分に観察できるからです。また立つと浮腫はいっそう明らかとなり、また静脈の拡張や皮膚の発赤などの変色も見落さなくなります。

　もちろん、立つことが困難な患者さんは臥位や座位で診察します。

　上肢リンパ浮腫では、椅子に座った状態で診察します。

Q10. リンパ浮腫では、腕や脚のどの部位を測ればよいでしょうか？

A： 周径を測定する部位は、国によっても、病院によっても、個人によってもまちまちで統一されていませんが、われわれは次の部位で測定しています。

　上肢：手、手関節、前腕（もっとも太い部分）、肘、上腕（肘の線より10cm上）、腋窩部

　下肢：足、足関節（もっとも細い部分）、下腿（もっとも太い部分）、膝、

第XIII章　みなさんのご質問にお答えします：Q＆A

13-5　周径の計測部位

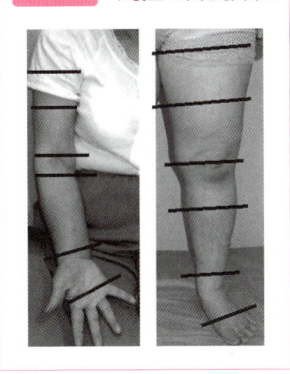

13-6　周径の測り方

足や腕の太さの測り方
- いつも同じ部位を，同じ時間に測定する
- 巻尺を斜めにしないで，最短距離を測定する（巻尺を斜めにすると，太く測定されます）
- 巻尺を引っ張り過ぎない。巻尺が皮膚に食い込まないようにし，巻尺が落ちない程度にそっと巻いて測定する

大腿（膝蓋骨上縁より15cm上），大腿上部（付け根5cm下）（13-5）

Q11. 測定するときの体位は？

A：われわれは上肢の周径測定では患者さんが椅子に座った状態で測っています。

　下肢の測定では，患者さんは立っていても，椅子に座っていても，寝ていてもかまいません。日本人では，筋肉が収縮しているときと弛緩しているときとで下肢周径が最大5mm程度しか変わらないからです。

　筆者らは，患者さんにベッド上に立ってもらい診察し，そのままの位置で足の周径を測っていますが，患者さんが立位不能の場合には臥位で測定します。

Q12. 四肢周径測定の注意点を教えてください（13-6）

A：浮腫の程度が朝と夕とで違いますので，弾性ストッキング・スリーブのサイズを決めるときには起床時のもっとも周径の小さいときに測定することが理想です。しかし，現実の臨床では，外来診察時に測定することでやむを得ません。

　患者さんが家で測定するときには，起床時など時間を決めて測定するよ

13-7 巻尺の使い方①

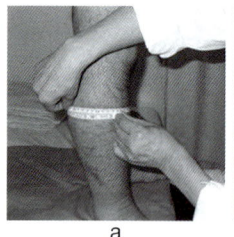

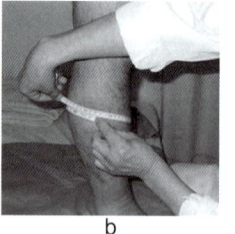

a. 巻尺は水平に巻く
b. 斜めに巻くと周径は太くなってしまいます。

13-8 巻尺の使い方②

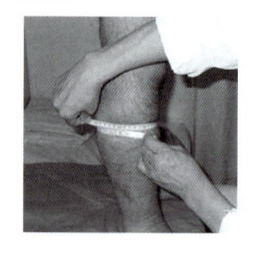

巻尺を強く巻くと，周径は小さくなってしまいます。

う指示します。

- いつも同じ部位を，同じ時間に測定する
- 巻尺を斜めにしないで，最短距離を測定する。巻尺を斜めにすると，太く測定されます（13-7）。

巻尺を引っ張り過ぎない。巻尺が皮膚に食い込まないようにし，巻尺が落ちない程度にそっと巻いて測定する（13-8）。

Q13. 周径の測定間隔はどのくらいですか？

A： ケースバイケースです。入院で集中的に治療しているときには，治療方法の良否の判定に使いますので，毎日でも測定します。通常の外来診療では診察時に測定します。必要時には，患者さんに自宅で測定するよう指示します。しかし，あまり頻繁に測定するよう指示すると，患者さんは神経質になってしまいます。

Q14. 一次性リンパ浮腫はどのように診断するのですか？

A： 一次性リンパ浮腫の診断は時に非常にむずかしいのが現状です。浮腫の患者さんがみえたときには，まず心臓や肝臓など浮腫を起こす全身性疾患がないかどうか，高度の低たんぱく血症や貧血がないかなどを調べます。

このような全身性の浮腫を起こす疾患がなく，とくに片方だけの脚や腕

に浮腫があるときには，外傷の有無，皮膚・関節・筋肉の炎症などの疾患の有無を問診や皮膚の温度・発赤，圧痛，運動時痛などから判断します。

これらが否定されると，静脈性の浮腫やリンパ浮腫が強く疑われることになります。そして超音波検査などで静脈疾患がないと診断されれば，リンパ浮腫の疑いが濃厚になります。必要なときにはリンパ管シンチグラフィーが行われることもあります（13-9）。

このように一次性リンパ浮腫は，他の疾患を除外して初めて診断されます。もちろん，特有な外観——皮膚の光沢，硬化，変形など——も診断に重要ですので，リンパ浮腫の特徴を熟知しておくことが大切です。

13-9 リンパ管シンチグラフィー

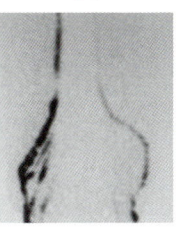

アイソトープを使ったリンパ管造影で，左下肢のリンパの流れの遅延がみられます。

Q15. リンパ浮腫を初期でみつける方法はありませんか？

A：患者さんの症状，訴えが大切です（3-6）。

周径の増大は非常に大切な所見ですが，通常でも左右差があり（利き腕，利き足のほうが太い），1cm程度の測定誤差もあります。

一般に反対側より1.5cmあるいは2.0cm太いときには浮腫があると考えてもよいといわれていますが，手術前に測定しておけば，手術後に1.0cm太くなっただけでも浮腫ありと診断できるかもしれません。

現在，超音波検査がリンパ浮腫によく応用されますが，残念ですがごく初期の段階でのリンパ浮腫の診断は不可能です。優れた診断法が開発されることが望まれます。

Q16. リンパ浮腫の患者さんで，胸（下腹部）の静脈が太くなってきたらどうしたらよいでしょうか？

A： 静脈の拡張（1-10）がみられたときには静脈の閉塞があると考え，がんの再発，リンパ節転移などがないか，その原因を探す必要があります。超音波検査，CT，MRなどに加え，腫瘍マーカー，ペット（PET）などが必要に応じて使われます。

リンパ浮腫治療と治療効果についての質問

Q17. リンパ浮腫になったら必ず治療しなければいけませんか？（13-10）

A： 軽度のリンパ浮腫で，症状もなく，浮腫を気にしていない人に対して，治療をするべきかどうか，むずかしい問題です。もし，この患者さんのリンパ浮腫がこれ以上悪化しなくて，炎症も起こさないと保障できれば積極的な治療は必要ないかもしれません。しかし，それぞれのリンパ浮腫の将来を予測することができません。今，治療することにより，悪化，合併症の危険を少なくする可能性があるかもしれません。

13-10 リンパ浮腫に治療が必要か？

すべてのリンパ浮腫に治療が必要でしょうか？

それでも患者さんと十分に話し合って，患者さんが希望されれば，少なくともリンパ浮腫を悪化させない日常生活指導は行い，おかしい徴候があればすぐに来院するように話して経過をみてもよいかもしれません。

高度な浮腫，皮膚の硬化がすでに起きているリンパ浮腫では，悪化の可能性が高いですので，きちんと治療をするべきと思います。

第XIII章 みなさんのご質問にお答えします：Q & A

Q18. リンパ浮腫の治療は複合的理学療法が大切と聞きました。リンパ浮腫通院治療では，圧迫療法，スキンケア，圧迫下の運動，リンパ誘導マッサージの4つをしっかり行えばよいのでしょうか？

A： 複合的理学療法の4つは非常に大切です。しかし，リンパ浮腫の通院治療では，これだけでは十分ではありません。日常生活，社会生活のなかで，長時間の立位や座位，患肢の使い過ぎを避けたり，手や足をときどき挙上させたり，手や足に傷や虫刺されを防ぐといった習慣，注意も非常に重要です。つい使い過ぎてしまいがちな引越しや法事のとき，親の介護，子どもや孫の世話などで悪化してしまうことが少なくありません。肥満も大敵です。

これらの内容は，圧迫下の運動，スキンケアも含めて，「日常生活指導」のなかに包括されます。われわれは，弾性ストッキング・スリーブ・包帯などによる圧迫療法，リンパ誘導マッサージにこの日常生活指導を加えて「複合的治療」とよばれています (6-5)。

Q19. リンパ浮腫になっても，治療すれば元に戻りますか？

A： 早期のリンパ浮腫ではほぼ元の太さに戻ることもありますが，一般的にはある程度太いままで，完全に元の太さには戻りません。治療の目的は，日常生活に支障がないようにできるだけ細くすることはもちろんですが，悪くても現状維持で増悪させないこと（QOLを悪化させないこと），蜂窩織炎を起こしにくくすることにあります。

Q20. リンパ浮腫では，一生治療を続けるのですか？

A： 基本的には一生治療の継続が必要です。しかし，経過によって治療の中身が変わっていってもよいと考えています。経過がよく，症状が安定していれば，たとえば弾性ストッキング・スリーブの着用やリンパ誘導マッサージの時間を減らすなど，ケースバイケースで考えていくことになります。しかし，どんなときでも日常生活指導は必要です。ですから正しい生活方法を，

無理なく日常生活のなかに溶け込ませて，習慣づけることが大切です（7-2）。

Q21. どのように弾性ストッキング・スリーブを減らすのでしょうか？

A：非常にむずかしい問題ですが，原則としては一生弾性ストッキング・スリーブをつけると思っていてください。しかし，症状が軽度で安定してきたら，症状や太さが悪化しないか観察しながら，少しずつ弾性ストッキング・スリーブをはずす時間を増やしていってもよいと考えています。まずは，家でゆったりしている時間に弾性ストッキング・スリーブをはずすことから始めることになるでしょう。主治医，セラピストと相談しながら進めていくことになります。

Q22. 治療効果は，腕や脚が細くなることで判定しますか？

A：もちろん，細くなってくれば治療効果があったことの証明になりますが，細くならなくても，やわらかくなったり，関節が動かしやすくなったり，患肢が使いやすくなったりすれば治療効果が上がったことになります。しゃがむことができるようになった，動作が軽くなったなどといわれる患者さんもいます（6-1）。

Q23. どんな人に治療効果が上がりやすいですか？

A：比較的やわらかい，まだ早期のリンパ浮腫では治療効果が上がりやすく，皮膚が硬くなってくると治療効果が出にくくなります。しかし，正しい治療を行えば，効果がまったく出ないわけではありません。主治医，セラピストと相談して患者さんに合った治療法を選択していくことになります。

Q24. 治療しても，なかなか治療効果が上がらないのですが……

A：同じ治療を行っても，治療効果が上がる人と，改善がみられない人とがいます。治療効果が上がらないときには，以下の点をチェックしてみてください。

・正しい日常生活を行っているか。

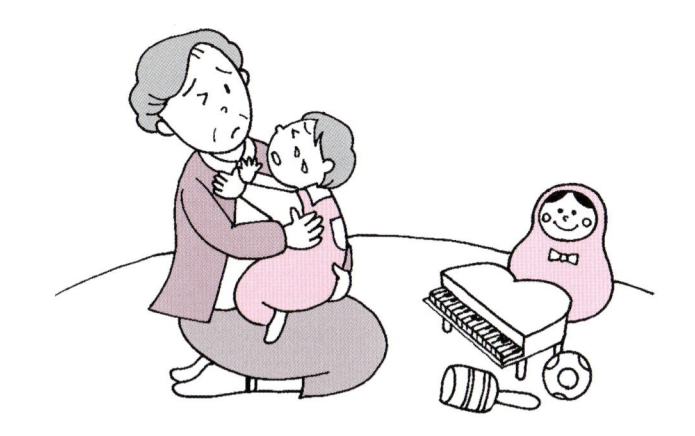

重いものを持ったり，運んだりしていないか，長時間の立ち仕事に従事していないか，など，生活，職場環境の改善が必要かもしれません．身内の人の介護，お孫さんの世話などもできるだけ患肢に負担を少なくすることが大切です．

もちろん，蜂窩織炎を起こすと治療効果が上がらないばかりか，症状は悪くなります．

・弾性ストッキング・スリーブなどの圧迫療法が正しく行われているか

正しい圧迫になっているか，食い込みはないか，ずり落ちはないか，毎日装着しているか，一番浮腫が少ない起床時より装着しているか，などをみます．

必要に応じて，圧迫を強めたり，伸び硬度の大きい弾性ストッキングに変えたり，弾性ストッキングを弾性包帯に変更することもあります．

・リンパ誘導マッサージをきちんと，正しい方法で行っているか

リンパ誘導マッサージは，正しい力の入れ方，正しい手順で行わないと十分な効果が得られません．

・通院治療で忘れがちなのが運動です．

運動によりリンパの流れを促進させ，うっ滞を軽減させます．上肢リンパ浮腫では，上肢挙上を加えた指の開閉運動（7-6），下肢では歩行が中心になります（7-21）．もちろん，決して無理な運動にならないよう，また弾性ストッキング・スリーブをつけた圧迫下の運動が大切です．

蜂窩織炎についての質問

Q25.　蜂窩織炎をたびたび繰り返しますが……

A：蜂窩織炎（3-5）の原因になる水虫はないか，虫刺されや湿疹，ケガなどを起こしやすい生活環境がないか確認します（「第Ⅶ章　日常生活指導」を参照）。また，浮腫が高度だと蜂窩織炎を起こしやすくなりますので，徹底したリンパ浮腫治療を行い，うっ滞を減らすことが大切です。つまり，原因をなくすことと，うっ滞をできるだけ少なくすることが大切です。

Q26.　蜂窩織炎を起こしたときには，どのようにしたらよいですか？

A：重症では入院治療になりますが，多くは抗生物質が投与され自宅で療養することになります。自宅では，マッサージや弾性ストッキング・スリーブによる圧迫療法は禁止します。また体を休ませて無理をしないようにします。アルコールや熱いお風呂の長湯はよくありません。いずれも，炎症を広げてしまう恐れがあるからです。そして，患肢を冷却します。冷却は，ビニール袋に氷を入れたり，アイスノンなど市販の冷却剤を使用してもよいですが，あまり冷やし過ぎると不快感が強くなります。患肢にタオルなどをおき，その上からジワット冷やすほうがよいでしょう。

　炎症が十分におさまってから，マッサージや弾性ストッキング・スリーブによる圧迫療法を再開します。抗生物質は炎症がおさまっても1週間くらいは継続します。

Q27.　炎症を起こしたときは，何科を受診したらよいですか？

A：リンパ浮腫専門医でなくとも，手術を受けた病院，あるいは外科，内科，整形外科，皮膚科などの科では，リンパ浮腫の患者さんが熱を出し，患肢が赤くなれば蜂窩織炎の診断のもと，抗生物質を投与してくれると思います。

　しかし，高熱が続くとき，リンパ浮腫の蜂窩織炎かどうかはっきりしないときには，入院や詳しい検査が必要になります。症状が高度のときには

入院施設がある医療機関がよいでしょう。

Q28. リンパ漏はどのように治療するのですか？

A： リンパ漏（3-8）治療は基本的には，清潔と圧迫です。細菌による感染を起こしやすいので，まず消毒に無菌ガーゼを当てて感染を起こさないようにします。そして局所に丸めたガーゼなどを当て，強めに圧迫を行います。感染を起こしていなければ，抗生物質の投与は行いません。

弾性ストッキング・スリーブについての質問

Q29. 夜，寝るときも弾性ストッキング（スリーブ）をつけたほうがよいですか？

A： 基本的には，寝るときには弾性ストッキング・スリーブは脱いでください。しかし，高度のリンパ浮腫の人では就寝中も弾性ストッキング・スリーブをつけるよう主治医から指示されます。

　就寝中も弾性ストッキング・スリーブをつけるときには，昼間より少し圧迫圧の弱いものを使用します。弾性包帯は少し弱めに巻き直します。寝ると血管やリンパ管内の圧が低くなりますので，弾性ストッキング・スリーブ・包帯が相対的に強く脚や腕を締め付けることになるからです。就寝中に手や足にしびれがでたり，皮膚の色が悪くなるようなら，圧迫が強過ぎることになります。患者さんに説明しておいたほうがよいでしょう。

Q30. 炊事のときにも弾性スリーブをつけたほうがよいですか？

A： 基本的には，弾性スリーブは朝の起床時（もっとも細いとき）につけ，就寝時までつけていることを原則にします。ですから，炊事などの水仕事の際にはゴム手袋（8-14）をつけて行うことになります。

Q31. 上肢のリンパ浮腫でスリーブとグローブが別々になっている分離型スリーブを使用しています。炊事のときなどに, グローブだけを取ってもいいですか？

A： スリーブをつけたままでグローブだけをはずすと, 腕だけが締められて手の甲や指がはれる心配があります。炊事のときはゴム手袋を使ってください。どうしてもグローブを取らなければいけないときには, スリーブも一緒にはずす習慣をつけるようにしましょう。

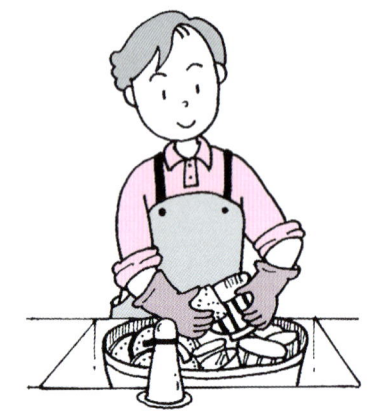

Q32. 既製品の弾性ストッキング・スリーブが合わないのですが？

A： リンパ浮腫で腕や脚が太くなり過ぎたり, 変形が強くて既製品の弾性ストッキング・スリーブが使えないときは, オーダーメイドで弾性ストッキング・スリーブを作ったり, 弾性包帯を使用します。

　また, 足が非常に短い人, 長い人や, 子どもさんのリンパ浮腫にもオーダーメイドが使われます。

Q33. 弾力チューブ包帯の上手な使い方

A： 弾性ストッキング・スリーブの着脱が非常に困難な人には, 段階的圧迫圧になりにくい欠点がありますが, 弾力チューブ包帯を使用することもあります（13-11）。圧迫圧がそれほど強くないため, 治療効果は低くなりますが, それだけ装着しやすくなります。いろいろな太さがありますので試してみるとよいでしょう。

Q34. ストッキングで陰部や下腹部がはれた？

A： 治療により足や足関節部, ふくらはぎは細くなったのに, 逆に陰部や

13−11 弾力チューブ包帯（アルケアKK）

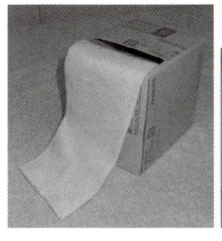

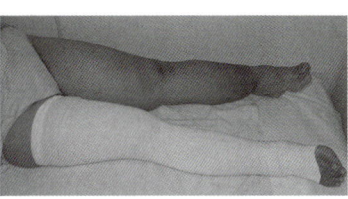

弾力チューブ包帯を弾性ストッキング・スリーブの代用品として使うこともあります。種々の太さがあります。

　下腹部，大腿部の浮腫が強くなることがあります。弾性ストッキング，歩行や運動，間欠的空気圧迫法（IPC）でも起こる可能性がありますが，足や足関節部，ふくらはぎに弾性ストッキングなどで水分が溜まらなくなった分だけより中枢部に水分が貯留してしまうからです。このときには陰部や下腹部，大腿部にリンパ誘導マッサージを行います。また浮腫がひどく増強するときには，弾性ストッキングを弱い圧迫圧のものに変えたり，運動量を減らします。

Q35. 太腿で食い込む

A： 弾性ストッキングの食い込みは患者さんにとって非常に不愉快であるばかりか，合併症を引き起こすこともあります。次の方法を試みてください。

　・**タイプを変える**：大腿部の食い込みはストッキングタイプ，片足ベルと付きストッキング，パンストタイプの順に食い込みやすいため，タイプを変更するのもよいでしょう（8-2）。

　・**ずり落ちを防ぐ**：ストッキングがずり落ちてくると食い込みますので，ときどき引き上げる習慣をつけましょう。ストッキングタイプではガーターベルトを使うとよいでしょう（8-4）。

　・**長さを変える**：弾性ストッキングが長過ぎると食い込みやすくなります。ショート，ロングの2種類が用意されている製品もありますが，極端に足の短い人ではオーダーメイドで弾性ストッキングを作るほうがよいか

13-12 シリコン（ウレタン）

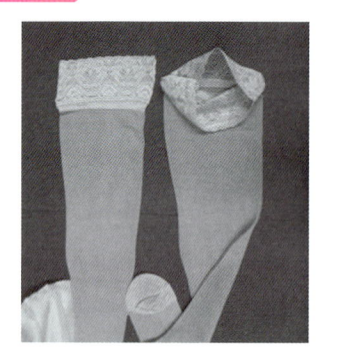

ずり落ちにくくなります。

13-13 弾性ストッキング・スリーブによる皮膚炎

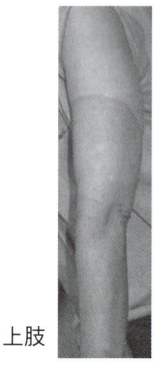

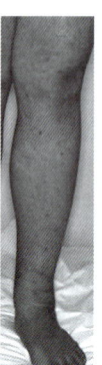

上肢　　　　　　　　下肢

もしれません。

・**ガードルを使う**：弾性ストッキングの下にガードル（8-6）をつけると食い込みが少なくなるかもしれません。

・**クッション，パッドを使う**：弾性ストッキングの上端の食い込む部分にパッドや綿やガーゼで作ったクッションを入れ込むことで食い込みが少なくなることがあります。パッドは商品としても販売されています（8-7）。

Q36. シリコンの滑り止めのついた弾性ストッキングを使用してもよいですか？

A：もちろん，使用しても結構です。しかし，シリコンやウレタンの滑り止めがついていても必ずしもずり落ちがなくなるわけではなく，足の太さにうまくピッタリしないと効果は得られません（13-12）。また，夏にはこの部分に汗が溜まったりして水疱ができることもありますので注意してください。

Q37. かぶれた

A：時に弾性ストッキング・スリーブでかぶれる人がいます（13-13）。このときは通常のいつも使用している下着やストッキングを下につけて，

第XIII章　みなさんのご質問にお答えします：Q & A

その上に弾性ストッキング・スリーブを装着するようにします。いつも使っている下着・ストッキングならかぶれは起こらないはずです。

Q38. 弾性ストッキングや弾性スリーブの使用前には，試着をしてもらっていますが……

A： 可能であれば，購入前の試着が勧められます。その際に装着の仕方なども教えてあげるとさらに有用です。しかし，試着のときにはよくても，日常生活のなかで使用すると必ずしもぴったりせず，不快感が出ることもあります。試着の限界と思います。

Q39. きつくて履けないという人に，MサイズをLサイズに変えてもよいですか？

A： それぞれのサイズにあった弾性ストッキング・スリーブを用いることにより目的とする圧迫圧が得られるように設計されています。ですから，原則としてサイズは変えないほうがよいでしょう。しかし，どうしても装着できないときには，やむを得ないのかもしれません。目的とする圧迫圧を得るためには，弱めの弾性ストッキング・スリーブを2枚重ね着するのもよいでしょう（8-31，8-32）。

Q40. ミトンとグローブはどう違うのですか？

A： ミトンは指のないもの，グローブは指がついているものです（13-14）。

ミトンにはずり上がらないように親指が通るようになっているものもあります。指にも浮腫がある場合には指も圧迫できるグローブを使用しますが，うまく合わないと，1本あるいは数本の指が変色したりシビレがくることがあります。ミトンとグローブ

13-14 ミトンとグローブ

ミトン　　グローブ

ミトンは指がついておらず，グローブは指つきです。

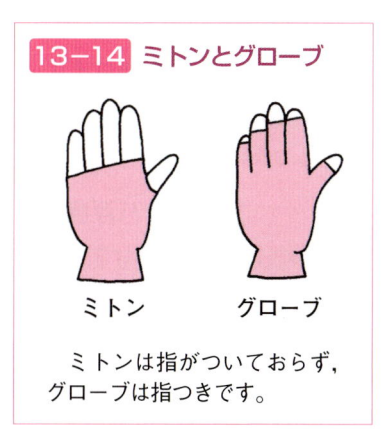

は，ケースバイケースで上手に選択します。

Q41. もう少しファッション性のよい弾性ストッキングがほしいのですが？

A： 強い圧迫圧を出すため太い繊維を使用し，また密に編まれているため，弾性ストッキングを履いたときには肌が透けてみえません。このためどうしてもファッション性に劣り，色はベージュや黒が主体となります。

しかし，現在は比較的薄地の弾性ストッキングもあり，製品によっていろいろな種類があります。展示のおりなどに比べてみるとよいでしょう。

また，比較的圧迫圧の低い弾性ストッキングを2枚重ね着するダブルストッキングがファッション性からも勧められます。弱めの弾性ストッキングにはファッション性に優れている製品があるからです。

弾性ストッキングの上にファッション性に優れた通常のストッキングを重ね着するのもよい方法かもしれません。

Q42. とくに夏は，暑くて弾性ストッキング・スリーブをつけることができないのですが？

A： 弾性ストッキング・スリーブをつけている患者さんにとって，夏は蒸し暑く大変です。生活環境，職場環境を調整して過ごしてもらうことになります。とくに夏には浮腫は増強しがちですので，圧迫の大切さをよく説明し，理解してもらうことになります。弾性ストッキングには，やや薄手のもの，厚手のものなど種々の製品があります。タイプにもパンスト，片足ベルと付き，ストッキングタイプなどがあります。うまく使い分けるとよいかもしれません。

Q43. 顔のリンパ浮腫に圧迫の方法はありますか？

A： 筒状包帯を使用することもあります（13-15）。

13-15 筒状包帯による顔の圧迫

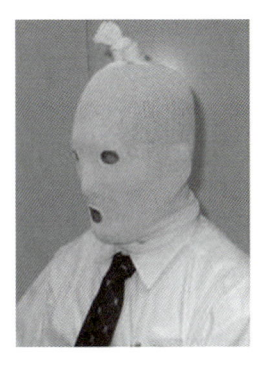

13-16 圧迫用枕子（パッド）

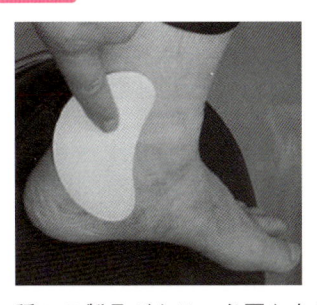

種々の製品があり，必要な大きさに切って使用できるものもあります。

Q44. 圧迫用枕子はどのように使うのですか？

A：リンパ浮腫により患肢が変形したり，足関節部など局所的に浮腫が強いときに用います（13-16）。包帯などを限局性に強く全周性に巻くと血行障害を引き起こす危険があるため，細くしたい部分にのみ枕子で圧力をかけます。

　製品になっているウレタン製枕子（パッド）もあります。

　枕子が直接皮膚に当たると皮膚の傷害が起こる可能性もあります。ガーゼや綿でくるんだり，包帯と包帯の間に入れて使います。

Q45. リンパ浮腫ではどんな種類の包帯を使うのですか？

A：リンパ浮腫では，伸び硬度の大きい（伸縮性の小さい）いわゆるローストレッチ low stretch の包帯が，ポンプ作用の増強効果が高く，浮腫の予防効果が大きいことからよく使用されます。しかし，伸び硬度の大きい包帯はゆるみやすい欠点があるため伸び硬度の小さい包帯を重ねて巻くこともあります。多層性包帯法といいますが，種類の違う包帯を重ねて用いることにより，それぞれの欠点を補い，長所を引き出す方法です。

　包帯のゆるみやすい欠点を補う自着性包帯もあります（アルケア，アル

フレッサファーマ，テルモ・ビーエスエヌ，ナック商会）。粘着性包帯と違い皮膚にはくっつかず，包帯同士がくっつきます。何度か洗濯すると自着性がなくなってきたり，包帯同士がすぐにくっつくため巻きにくい欠点がありますが，ほどけにくいという優れた長所からしばしば臨床応用されています。

　下肢リンパ浮腫では10cm幅の弾性包帯がもっとも多く使われていますが，大腿では12cm幅，足部では8cm幅も使われます。上肢リンパ浮腫では8cm幅がよく使われます。

13-17 トウキャップ（toe cap，KKメディックス）

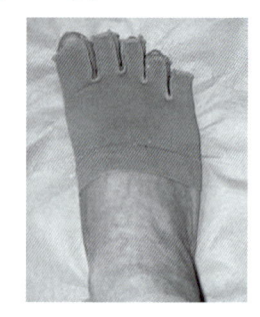

足趾を圧迫します。

Q46. リンパ浮腫で手や足の指に浮腫が起こることもありますが？

A：指のついたグローブやトウキャップ（13-17）（KKメディックス）もあり，また指用の包帯もあります。

Q47. 下腹部や陰部のリンパ浮腫はどのように治療するのですか？

A：下腹部や陰部のリンパ浮腫にはリンパ誘導マッサージがもっとも効果的です。また，下腹部を圧迫するパンストタイプの弾性ストッキングや，ガードル，陰部専用の圧迫用サポーターもあります。陰部の圧迫には，これらの下に陰部圧迫用の補助パッドを用います（KEA工房，KKメディックス）（13-18）。

13-18 下腹部，陰部を圧迫するパッド

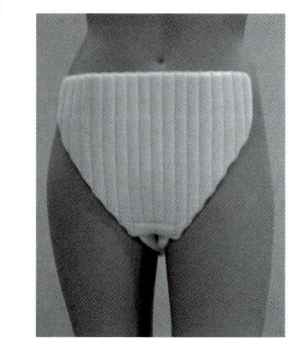

リンパ誘導マッサージについての質問

Q48.　お風呂の中でマッサージをしてもいいですか？

A：お風呂の中でもまったくかまいませんが，石鹸がついていると皮膚が滑ってしまいます。石鹸をおとし，皮膚が十分に動く状況で行ってください。

Q49.　マッサージは毎日行ったほうがよいですか？

A：原則として，毎日，朝夕の2回を原則と考えていますが，日常・社会生活のなかで，無理なく行えるやり方で行ってください。いずれにしても，継続して行っていくことが大切です。

Q50.　仕事や家事の合間に，患肢の気になる部分を短い時間だけマッサージしていますが……

A：定型的なきちんとしたマッサージに加えて，むくみやすい部分，疲れが出やすい部分への短い，ちょっとしたマッサージも，疲労やむくみの蓄積を断ち切るという意味でも大切です。

Q51.　プロのマッサージを受けるのは？

A：どのような強さで，どのような手の使い方でマッサージをするのか知るよい機会と思います。しかし，必ずリンパ浮腫のプロにマッサージを受けてください。マッサージ師の人たちにもそれぞれ専門があります。

Q52.　間欠的空気圧迫法（IPC）の前後に行うリンパ誘導マッサージは簡略化して行ってもよいですか？

A：初めから終わりまでひと通りの手順でリンパ誘導マッサージを行い，流れをよくしてからIPCを行ってください。しかし，各部位，各部位で回数や時間を適宜減らしてもよいと思います。

Q53. 深部静脈血栓症を合併している人に，リンパ誘導マッサージを施行してもよいですか？

A: 深部静脈血栓症の「急性期」の人には禁忌です。マッサージにより，血栓が剥がれ肺塞栓症の危険があります。急性期が過ぎてから始めてください。

日常生活についての質問

Q54. 旅行に出かけるときには，どんなことに注意が必要ですか？

A: リンパ浮腫になったからといってビクビクすることはありません。海外も含めどんどん旅行に出かけてください。しかし，旅行ではやはり無理をしたり，自分の意にそぐわないこともあるでしょう。少し気をつけていただきたいことがあります（13-19）。

旅行中は，普段より多く歩いたり，行動範囲も増えます。必ず弾性ストッキング・スリーブをつけて行動してください。とくに，長時間の飛行機，列車，バスなどの乗り物では必須です。旅行中は体や患肢を締め付けないゆったりした服装がよいでしょう。

ときどき患肢の運動を行ってください。上肢のリンパ浮腫では上肢挙上運動(7-6)，下肢では歩いたり，足関節の背底屈運動がよいでしょう(7-27)。

13-19 旅行時の注意

- 荷物はできるだけ軽く，少なくしましょう。家族の手助けや，キャリーバッグなどを上手に利用しましょう。
- 無理なスケジュールは避けましょう。旅行中は，休憩をとりながら，できるだけ自分のペースで動きましょう。
- ゆったりした服装を心がけましょう。
- 弾性ストッキング，弾性スリーブはいつものように装着して行動してください。
- とくに長時間の飛行機やバスなどの乗り物の旅行では，ときどき患肢の運動を行ってください。
- ケガに気をつけましょう。

13-20 キャリーバッグ

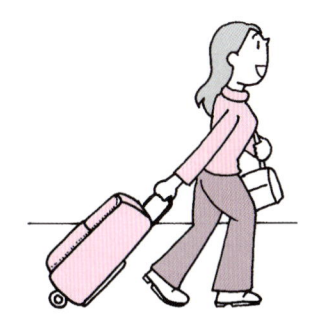

できるだけ重い荷物を持ったり，運んだりしないようにします。

13-21 リンパ浮腫とスポーツ

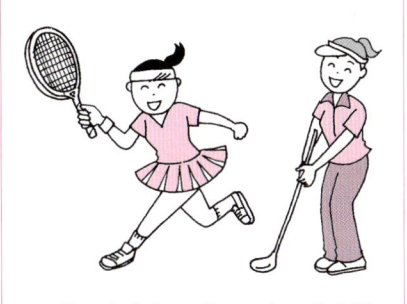

どのようなスポーツを，どの程度行ってよいかはケースバイケースです。主治医やセラピストに相談されるとよいでしょう。

　荷物はできるだけ少なく，軽くしましょう。荷物の運搬にはカートやキャリーバッグを上手に使ったり（13-20），宅配便を目的地まで利用するのもよいと思います。運搬を手伝ってくれる家族や仲間が一緒なら大助かりです。

　団体行動では，つい無理をしがちです。引率者や友人に了解をとって，上手に休憩をとりましょう。時にはバスの中で待機して，観光スポットを少し間引きするのもやむを得ないかもしれません。

　ケガをしないように気をつけましょう。蜂窩織炎をたびたび起こしたことのある人では，抗生物質を持参したほうが無難かもしれません。

Q55. 飛行機に乗るときにはどんな注意が必要ですか？

A： 飛行機だからといって特別神経質になることはありません。しかし，飛行機の中は気圧が低く，どうしてもじっとしている時間が長くなります。このような環境ではリンパのうっ滞も強くなり，リンパ浮腫が増悪するかもしれません。弾性ストッキング・スリーブをきちんとつけて，ときどき患肢の運動をするとよいでしょう（7-11，7-26）。

Q56. テニスやゴルフは禁止しなければいけませんか？

A： 遠心力が働き，血液の戻りを悪くする可能性があるテニスやゴルフ（13-21）は，とくに上肢のリンパ浮腫の人には勧められる運動ではありません。しかし，絶対禁止とも思いません。浮腫の程度と運動量のバランスの問題で，ケースバイケースだと思います。もちろん，弾性スリーブをつけて行いますが，プレーの最中，プレーの後に浮腫が増強したり，重いなどの症状が出てこなければよいのかもしれません。逆にいえば症状が出ない程度に手加減しながら，ほどほどに行えばよいのではないかと考えています。

　下肢のリンパ浮腫では，弾性ストッキングをきちんと履き，過度の運動量にならなければゴルフは大きな支障はありません。テニスは，やはり症状が出ない程度にほどほどに行うことになります。

Q57. 海やプールで泳いでもよいですか？

A： かまいません。ケガをしないように楽しんでください（7-9, 7-24）。水の中は浮力もかかりますし，また水圧による圧迫は弾性ストッキング・スリーブをつけた状態になりますので最適な運動になります。しかし，傷があると感染を起こすかもしれませんので，水に入る前に患肢をチェックしてください。とくに汚れた海では感染を起こしやすいことに注意してください。

　海水浴では，素足にならず，サンダルを履きましょう。

Q58. お風呂や温泉での注意は？

A： 熱い湯にあまり長湯をすると，血管が拡張し，動脈の血液量が増し，腕や脚にたくさんの血液がいきますので，血液の戻りが悪い患肢では浮腫が強くなってしまいます。ほどほどの熱さで，ほどほどの時間がよいでしょう。もちろん，やけどや，滑ってケガをしないように気をつけてください（7-12, 7-28）。

Q59. サウナや岩盤浴はいいですか？

A：気をつけて楽しんでください。しかし，あまり熱い温度，長い時間は避けましょう。またやけどやケガに気をつけてください。

Q60. 脱毛はどうしたらよいでしょうか？

A：患肢にカミソリを使うと，傷を作り蜂窩織炎を起こすかもしれません。向こうずねの脱毛をカミソリで行い，蜂窩織炎からリンパ浮腫が発症した患者さんがいました。除毛には，電気カミソリを使いましょう。

Q61. リンパ浮腫ではどんな保湿剤やクリームがよいでしょうか？

A：刺激性の少ないものがよいですが，あまりこだわらなくてもよいと思います。患者さん自身が使い慣れているものが最適です。あまりべとべとする軟膏は弾性ストッキング・スリーブを傷めてしまう危険があります。

Q62. 両側の乳がんで左右両方の上肢にリンパ浮腫が起きてしまいました。採血や血圧測定はどうしたらよいでしょうか？

A：採血のしやすいほうの腕で，失敗をしないように，上手に採血してもらうことになります。蜂窩織炎を起こしたことのあるほうの腕はできるだけ避けます。血圧の測定は足で行うことも可能ですが，上肢で行うこともやむを得ないでしょう。連続して何度も繰り返し測定しないようにします。

参考文献（以下の著書を参考にしました）

・廣田彰男，重松宏，佐藤泰彦：リンパ浮腫がわかる本．法研，東京，2004．
・平井正文，岩井武尚，星野俊一：改訂第3版　弾性ストッキング・コンダクター．へるす出版，東京，2006．
・佐藤佳代子：リンパ浮腫治療のセルフケア．文光堂，東京，2006．
・平井正文：血管健康生活のススメ．東洋書店，東京，2007．

●索 引

CT　12
IPC　111
low stretch　139
Stewart-Treves syndrome　35
wrapping　86

あ
圧痕　18
圧迫圧測定器　84
圧迫用枕子　139
圧迫療法　43
一次性リンパ浮腫　19
印付き包帯　84
エコノミークラス症候群　15
オーダーメイド　67

か
潰瘍　16
重ね履き　80
患肢　30
下肢静脈瘤　13
カスタムメイド　67
ガードル　66
下腹部や陰部のリンパ浮腫　140
間欠的空気圧迫法　111
岩盤浴　59
きっかけ　29
グローブ　137
血栓後症候群　15
牽引痛　123
抗がん剤　39

さ
サウナ　59
色素沈着　16
子宮がん　20
自着性包帯　139
周径　125
周径測定　125
周径の測り方　125
上肢挙上グーパー運動　37
静脈血栓後遺症　15
静脈性浮腫　13
静脈の拡張　128
進行度　33
深部静脈血栓症　13，39
スキンケア　43
スチュワート・トレベス症候群　35
スティフネス　73
ステンマー(Stemmer)サイン　35
滑り止め　136
セラピスト　41
セルフケア　45
装着補助器　79
象皮病　34
続発性リンパ浮腫　19

た
段階的圧迫圧　71
弾性ストッキング　63
弾性スリーブ　63
弾性包帯　85
弾力チューブ包帯　134

146

索　引

超音波検査　12
通院時複合的理学療法　45
つま先ありタイプ　67
つま先なしタイプ　67
トウキャップ　140

な
二次性リンパ浮腫　19
日常生活指導　36
乳がん　20
伸び硬度　73

は
発症時期　40
パッド　139
肥満　59
平編み　77
複合的理学療法　42
フットスリップ　78
蜂窩織炎　8，32
保険　39

ま
巻尺　59
丸編み　77
ミトン　137

ら
ラッピング　86
ラプラスLaplaceの法則　86
卵巣がん　20

旅行時の注意　142
リンパ管肉腫　35
リンパ小疱　34
リンパ誘導マッサージ　87
リンパ漏　34
ローストレッチ　139

●関連企業

弾性ストッキングなど

・アルケア株式会社
　各種弾性ストッキング（アンシルク®）
　弾性包帯，弾力チューブ包帯，筒状包帯，綿包帯，スキンケア用品
　所在地：〒130-0013 東京都墨田区錦糸 1-2-1　アルカセントラル19階
　TEL03-5611-7827

・アルフレッサ ファーマ株式会社
　各種弾性ストッキング・スリーブ（シグバリス®）
　弾性包帯，大腿部が太い弾性ストッキング，弾性ストッキングのショートとロング，腰腹部圧迫用弾性ストッキング，装着補助具
　所在地：〒540-8575 大阪市中央区石町 2-2-9　TEL06-6941-0303

・テルモ・ビーエスエヌ株式会社
　各種弾性ストッキング・スリーブ（ジョブスト®）
　弾性包帯，伸び硬度の大きい弾性ストッキング（ベラバー®），装着補助具，筒状包帯，綿包帯
　所在地：〒151-0072 東京都渋谷区幡ヶ谷 2-44-1　TEL03-3374-8647

・ナック商会株式会社
　各種弾性ストッキング・スリーブ（メディ®）
　弾性包帯，大腿部が太い弾性ストッキング，弾性ストッキング・スリーブにショートとロング，腰腹部圧迫用弾性ストッキング，男性用弾性ストッキング，装着補助具
　所在地：〒550-0003 大阪市西区京町堀 2-2-11　TEL06-6448-7581

・株式会社メディックス
　各種弾性ストッキング・スリーブ（メディックス®）
　国内でオーダーメイド可能，ガードル，陰部圧迫用補助パッド，各種パッド，リンパドレナージ専用脚マット
　所在地：〒771-1153 徳島市応神町吉成字西吉成43　TEL088-683-3456

関連企業

- 株式会社リムフィックス

    各種弾性ストッキング・スリーブ（マキシス®，ベノサン®）

    弾性ストッキング・ロング，弾性スリーブ・ロング，男性用レオタード（取り寄せ），大腿部が太い弾性ストッキング（取り寄せ），装着補助具

    所在地：〒113-0033 東京都文京区本郷3-8-5　TEL03-3818-8493

- 泉工医科工業株式会社

    印し付き包帯［目盛り付包帯（ビフレックス®），プラステックス®］

    所在地：〒113-0033 東京都文京区本郷3-23-13　TEL03-3812-3251

- KEA工房

    ガードル，陰部圧迫用補助パッド，各種パッド

    所在地：〒107-0062 東京都港区南青山3-5-1　Q&K南青山ビル2F
    TEL0120-51-3081

間欠的空気圧迫装置

- 黒田精工株式会社

    間欠的空気圧迫装置（ハドマー®）

    所在地：〒212-8560 川崎市幸区下平間239　TEL044-555-3521

- メドー産業株式会社

    間欠的空気圧迫装置（メドマー®）

    所在地：〒141-0022 東京都品川区東五反田1-11-15　TEL03-3447-5521

圧迫圧測定器

- 株式会社エイエムアイ・テクノ

    衣服圧測定器

    所在地：〒160-0023 東京都新宿区西新宿3-5-3-1313　TEL03-5339-7417

```
JCOPY  〈(社)出版者著作権管理機構 委託出版物〉

　本書の無断複写は著作権法上での例外を除き禁じられています．
複写される場合は，そのつど事前に，下記の許諾を得てください．
(社)出版者著作権管理機構
TEL. 03-3513-6969　FAX. 03-3513-6979　e-mail：info@jcopy.or.jp
```

イラストでみる
リンパ浮腫の予防と治療
自己管理と外来での治療を中心に

定価（本体価格2,500円＋税）

2009年3月10日	第1版第1刷発行
2011年5月1日	第1版第2刷発行

編　集　　平井　正文
発行者　　岩井　壽夫
発行所　　株式会社 へるす出版
　　　　　〒164-0001　東京都中野区中野2-2-3
　　　　　☎ (03) 3384-8035 〈販売〉
　　　　　　 (03) 3384-8155 〈編集〉
　　　　　振替 00180-7-175971
　　　　　http://www.herusu-shuppan.co.jp
印刷所　　三報社印刷株式会社

〈検印省略〉

© 2009, M.HIRAI Printed in Japan
落丁本，乱丁はお取り替えいたします．
ISBN978-4-89269-635-0